やさしい精神医学

西丸四方
西丸甫夫 共著

第5版

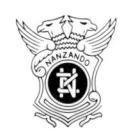

南山堂

A Comprehensible Psychiatry

Shiho Nishimaru, M.D.
Emeritus Professor, Shinshu University
Emeritus Professor, Aichi Medical College

Toshio Nishimaru, M.D.
Nishimaru Mental Clinic
The Director of a Clinic

NANZANDO COMPANY, LIMITED
Tokyo

第4版のまえがき

　本書は20年にわたって読者の愛需を得てきたが，まだ需要があるので第4版を編むことになった．しかし全体を全く書き改めるほどの必要も認められないので，数十個所の改訂だけで十分である．本書の特徴は各障害あるいは疾患がいかにして成立したか，それと症状との関係はどうなっているのかを明らかにして，読者がこの学問を理解し易いようにすることであって，今流行のアメリカの診断と統計の手引（ディアグノスティック・アンド・スタティスティカルマニュアル）とヨーロッパの国際疾病分類（インタナショナル・クラシフィケイション・オブ・ディジージズ）には依らずに，私の意向に沿った分類と記述にしたことは，本書の兄に当たる，50年の歴史を持つ「精神医学入門」（医学生用）と同じことである．
　なお著者も老いたので，今回及び以降の繕いには息子の助力を要するため，二人の共著とする．

　　1997年4月

著　　者

ま　え　が　き

　精神医学の知識を，教科書ほど堅苦しいものによらずに，気軽に得られるような試みの御依頼を南山堂から受けたのは8年前であった．あの時は砕けたつもりで漫画なども入れたが，あまり気の利いたものにもならなかった．それでも思いのほか需要があって，医学科以外の学校の教科書にも採用された．今回版を改めるに際し，全く新たなものに生まれ変わることになり，全体の構想を変え，前と全く違ったものとなった．以前は精神科専門でない医家の精神医学の知識となるようなものを志したが，今回もその

目的のほかに，一般の学校における精神保健の講義に役立つ精神医学ともなり，医学生のための「他の科とちがって理解しがたい精神科の講義」の入門書となることも志した．そのためなるべく叙述を平易にし，精神医学の発展の歴史の流れに沿い，精神病像を具体的にありありと呈示するために症例と写真を多数に挿入した．写真は自分で集めたものの外に，古典的な本から多く取り入れ，エスキロール，エミングハウス，クレペリン，呉，その他の歴史的な図版を紹介した．

近頃は精神病像が社会の変化と薬の使用によって変化し，華々しい病像を示すことが少なくなり，学生の臨床指導にも困難を来たすようになったのを，本書が補おうという意図もある．また近ごろ精神医学の記述が一層偏ってむずかしくなった嫌いがあり，昔の本の率直な平易さを失い，捻った難解な言葉と議論が進歩的改革的な議論にも見られて，精神医学を他の分野から益々孤立させる傾向があるので，この点に注意を払って記述した．「精神医学入門」もこの点を考慮してあるが，それでも教科書的に正統な知識を盛らねばならないので，ややもすれば硬くなる．しかし本書はこの点で自由に振舞ったので，はるかに読み易くなっている筈である．「精神医学入門」の入門書とでもいうべきものである．昔ノイマンも1859年の教科書に対して20年も後に入門を書いているし，クレペリンも大冊の教科書に対して別に臨床入門を出している．術語はなるべく少なくし，巻末の索引に術語の解説を簡単に行っているが，詳しい術語の蒐集と解説は「臨床精神医学辞典」を参照されたい．

1975年4月

著　者

第5版改訂にあたって

　近代精神医学の思想は幾多の変遷を経て今日に至っているが，他の医学領域と異なり変化はあるものの必ずしも進化とはなっておらず，一時代を築きながら消滅していく理論もあれば，古典的とされる書のなかに現在においても普遍的かつ新鮮な光を放つものも多数存在するというのが，父の精神医学に対する一貫した考え方であった．本書は最近の精神医学書ではあまり見掛けなくなったドイツの伝統的（古典的）精神病理学に理論的背景をおきながら，あくまでも精神症候学を中心に父独自の分類をもとにわかりやすく記述をされた内容となっており，「やさしい」とはいってもその意図するところはかなり明確である．国際疾病分類（ICD）や，アメリカ精神医学会による精神障害の分類（DSM）もそのような理由から採用されていない．

　今回本書が，兄にあたる「精神医学入門」（南山堂刊）について南山堂のご好意により改訂していただけることになり，とりあえず父の意向にそって，「精神医学入門」に準じて用語の修正と多少の新しい知見を盛り込むだけの小改訂をさせていただいた．本書が再び医学関係者のみならず精神医学に関心をもつより多くの読者の方々に読みつがれていくならば，父にとっても望外の喜びであろう．

　改訂を御快諾下さった南山堂編集部の方々に，父にかわって心より御礼申し上げる．

2007年11月

　　　　　　　　　　　　　　　　　　　　　　　　　　　西丸　甫夫

目　　次

1　精神医学 ……………………………………… 1
　　精神病, 精神医学 …………………………… 1
　　狂, 病とは ………………………………… 2
　　精神病的非精神病, 非精神病的精神病,
　　　精神病 ………………………………… 3
　　精神, 心, ロボットには心がないか ………… 4
　　アメーバの心, 猫の心, 共感, 他人の心の知り方,
　　　認識, 自覚 …………………………… 5
　　体験, 心の起こり方, 心因性反応と外因性反応,
　　　説明と了解 …………………………… 6
　　精神異常, 異常な形の心の働き, 情況にそぐわぬ
　　　精神状態, 脳の器質的障害による
　　　精神異常, 分類 ……………………… 7

2　回　顧 ………………………………………… 9
　　精神病の歴史, 祟り, 罰 …………………… 9
　　古代の精神病分類 ………………………… 11
　　精神病院 …………………………………… 12
　　医師, 学問, カント ……………………… 13
　　フェルリユックト, ハインロート, 精神病は脳病 … 14
　　精神科の成立, ベドラム, ハスラム, 精神病院 … 15
　　人道化, ピネル, エスキロール, 身体論者と
　　　精神論者 ……………………………… 17
　　単一狂, マニア …………………………… 18
　　無拘束運動, コノリー, 精神分析の源,
　　　ハインロート ………………………… 19

脳病，ベール，グリージンガー，昔の分類・・・・・・・20
ノイマンの単一精神病，モレルの早発性痴呆，
　　ブロカ，ウェルニッケ，失語・・・・・・・・・21
中枢，幻覚・・・・・・・・・・・・・・・・・・・22
脳病理学，コンピューター，神経心理学，
　　分類の仕方，脳病性精神病・・・・・・・・・・23
せん語，周期性精神病，早発性痴呆・・・・・・・・24
ファルレー，モレル，カールバウム，緊張病，
　　ヘッカー，破瓜病，クレペリン，躁うつ病，
　　早発性痴呆・・・・・・・・・・・・・・・・・25
内因性精神病，ブロイラー・・・・・・・・・・・・26
統合失調症，自閉，内因性精神病，
　　アメリカの精神病観・・・・・・・・・・・・・27
フラストレーション，マイヤー・・・・・・・・・・28
ヤスパース，了解と説明・・・・・・・・・・・・・29
治療の絶望・・・・・・・・・・・・・・・・・・・30
フロイト，神経症，ヒステリー，ブロイアー，
　　シャルコー・・・・・・・・・・・・・・・・・31
精神分析・・・・・・・・・・・・・・・・・・・・32
フロイトの仮説・・・・・・・・・・・・・・・・・33
治療の希望，人間学，幻の身体病，幻の無意識・・・34
自閉，マイヤー，ストレス，人間関係説・・・・・・35
ジャクソン，層理論・・・・・・・・・・・・・・・36
ウェルニッケの機械論，フランス・・・・・・・・・37

3　精神病の手本（梅毒性全身麻痺性精神病）・・・・・・・39

梅毒性精神病，誇大妄想，知能低下・・・・・・・・39
痴呆（認知症），病識・・・・・・・・・・・・・・40
ハスラム，ベール，野口英世・・・・・・・・・・・41
梅毒の治療，ワーグナー・ヤウレッグ・・・・・・・42

マラリア療法, ペニシリン・・・・・・・・・・・43
疾患単位, 進行麻痺, 人格の変化・・・・・・・44
つまずきことば, 転帰, 疑問・・・・・・・・・45
脳と精神症状との関連・・・・・・・・・・・・46
エイズ精神病・・・・・・・・・・・・・・・・47
プリオン病・・・・・・・・・・・・・・・・・48

4 脳-身体病に基づく精神病(器質性精神病)・・・・・・・49

器質性精神病, 急性-意識, 慢性-知能,
　　認知症, 精神遅滞, 記憶・・・・・・・・・49
記銘力, 作話, 見当識喪失(失見当識),
　　コルサコフ症状群, 老年痴呆（認知症）, アルツハイ
　　マー病, アルツハイマー型認知症・・・・・・50
多発梗塞性痴呆, 性格の極端化・・・・・・・・51
病識欠如, 感情失禁, 夜間せん妄・・・・・・・53
諸脳病(毒素・脳炎・血行障害), 巣症状, 失語,
　　失行, 失認, 性格変化, 欠陥, 症状性精神病・・・・54
動脈硬化性認知症, 外因性反応・・・・・・・・55
ボンヘッファー, 心因性反応・・・・・・・・・56
意識の曇り, 意識清明, 意識混濁, 意識喪失, せん妄・・・57
妄語, 妄想と錯乱, 妄想, 支離滅裂, 散乱,
　　錯乱, 幻覚症・・・・・・・・・・・・・・58
コルサコフ症状群, 失見当識, 作話, 健忘,
　　妄想, 支離滅裂, せん妄・・・・・・・・・59
転帰・・・・・・・・・・・・・・・・・・・・60
症状性精神病の諸症例, 依存, 嗜癖・・・・・・61
急性アルコール中毒, もうろう状態, 病的酩酊,
　　慢性アルコール中毒, 振戦せん妄・・・・・・62
麻薬中毒, 不思議の国のアリス症状群・・・・・63
発作, てんかん・・・・・・・・・・・・・・・64

大発作，小発作，健忘，もうろう状態，二重人格，
　　　　ねぼけ，不機嫌，認知症・・・・・・・・・・・・・65
　　粘着性，ペダントリー，脳波・・・・・・・・・・・・・66
　　てんかん発作，逆行健忘，小発作，もうろう状態・・・・67
　　器質性精神病のまとめ・・・・・・・・・・・・・・・・67

5　原因不明の精神病・・・・・・・・・・・・・・・・・69

　　クレペリン，早発性痴呆，躁うつ病，
　　　　統合失調症，ブロイラー，内因性，
　　　　内因性精神病（躁うつ病・統合失調症）・・・・・・69
　　疾患単位，かのような精神病，予後，
　　　　欠陥治癒，循環病，増悪（シューブ）・・・・・・・70
　　欠陥統合失調症，躁うつ病，感情病（気分障害）・・・・・71
　　うつ病・・・・・・・・・・・・・・・・・・・・・・・72
　　軽いうつ病，仮面うつ病，反応性憂うつ，
　　　　誘発，躁病・・・・・・・・・・・・・・・・・・73
　　妄想，統合失調症・・・・・・・・・・・・・・・・・・74
　　統合失調症の始まり，妄想，迫害妄想，
　　　　幻覚，幻聴，妄想型統合失調症・・・・・・・・・・75
　　緊張型統合失調症，緊張性興奮，緊張性昏迷，
　　　　カタレプシー・・・・・・・・・・・・・・・・・76
　　支離滅裂，散乱，破瓜型統合失調症・・・・・・・・・・78
　　解体型，統合失調症の世界・・・・・・・・・・・・・・79
　　欠陥統合失調症，分裂性痴呆（統合失調性認知症）・・・・80
　　自閉，接触の喪失，増悪・・・・・・・・・・・・・・・81
　　３つの型，疾患単位・・・・・・・・・・・・・・・・・85
　　欠陥治癒，自閉的世界・・・・・・・・・・・・・・・・86
　　心の自由，他者の干渉，させられ感，自我障害，
　　　　衝動行為，接触・・・・・・・・・・・・・・・・88
　　統合失調症くささ，心因，両価性・・・・・・・・・・・89

　　　　価値感情，鈍感無為，ジーモン，作業療法・・・・・・・90
　　　　睡眠療法，ショック療法・・・・・・・・・・・・・・91
　　　　回転ドア精神医学・・・・・・・・・・・・・・・・・93
　　　　破瓜型統合失調症，空笑い・・・・・・・・・・・・・93
　　　　独語，緊張型統合失調症・・・・・・・・・・・・・・94
　　　　妄想型統合失調症，分裂性痴呆（統合失調性認知症）・・95
　　　　統合失調症の始まり，現実世界との断絶・・・・・・・96
　　　　原因不明の精神病のまとめ・・・・・・・・・・・・・97

6　軽い症例・・・・・・・・・・・・・・・・・・・・・・99

　　　　軽いとは・・・・・・・・・・・・・・・・・・・・・99
　　　　基本的前提，移行と境界，動機・・・・・・・・・・・100
　　　　了解，クレッチマー，性格と体格・・・・・・・・・・101
　　　　分裂病質，循環病質，てんかん病質・・・・・・・・・102
　　　　精神病質，人格障害，変質者・・・・・・・・・・・・103
　　　　異常人格，人格障害・・・・・・・・・・・・・・・・104
　　　　精神病質と精神病，天才・・・・・・・・・・・・・・105
　　　　性格の成立，素質と心因，氏か育ちか・・・・・・・・106
　　　　心因性反応・・・・・・・・・・・・・・・・・・・・107
　　　　神経質・・・・・・・・・・・・・・・・・・・・・・108
　　　　好訴者，偏執病・・・・・・・・・・・・・・・・・・109
　　　　異常性格の犯罪者，犯罪者・・・・・・・・・・・・・110
　　　　反応性の人格形成，神経症，コンプレックス・・・・・111
　　　　かのような了解，精神分析，ヒステリー・・・・・・・112
　　　　神経症の症状，神経質，自律神経失調・・・・・・・・113
　　　　夢，神経症，葛藤反応・・・・・・・・・・・・・・・116
　　　　最初のヒステリーの精神分析例，ブロイアー，
　　　　　　浄化療法・・・・・・・・・・・・・・・・・・・117
　　　　感情転移，昇華，心因性反応，ヒステリー・・・・・・118

ヒステリーのメカニズム，不安神経症の精神
　　　　分析，不安神経症・・・・・・・・・・・・・120
　　　去勢不安・・・・・・・・・・・・・・・・・・・122
　　　統合失調症の精神分析・・・・・・・・・・・・・123
　　　幼児の自閉症，悪癖・・・・・・・・・・・・・・126
　　　幼児自閉症・・・・・・・・・・・・・・・・・・127
　　　神経症性夜尿，登校拒否・・・・・・・・・・・・128
　　　神経症の分類・・・・・・・・・・・・・・・・・129
　　　強迫，詮索強迫，不潔恐怖・・・・・・・・・・・130
　　　強迫行為・・・・・・・・・・・・・・・・・・・130
　　　尖端恐怖，離人，離人神経症・・・・・・・・・・131
　　　境界例，神経症の診断名・・・・・・・・・・・・132
　　　神経症，ヒステリー，異常人格のまとめ・・・・・132

7　精神障害の諸状態・・・・・・・・・・・・・135

　　　状態像・・・・・・・・・・・・・・・・・・・・135
　　1．神経衰弱状態・・・・・・・・・・・・・・・・136
　　　　心気，ヒポコンドリア・・・・・・・・・・・・136
　　　　精神衰弱，ジャネ・・・・・・・・・・・・・・137
　　　　神経衰弱，神経質・・・・・・・・・・・・・・138
　　　　不潔恐怖，実感喪失症，離人症，うつ病・・・・139
　　　　破瓜型統合失調症，身体性神経衰弱，外傷神経症・140
　　2．活動増減状態・・・・・・・・・・・・・・・・141
　　　　躁性活動増加，思考奔逸・・・・・・・・・・・141
　　　　統合失調性活動増加，支離滅裂・・・・・・・・142
　　　　緊張性興奮・・・・・・・・・・・・・・・・・143
　　　　不安，不機嫌・・・・・・・・・・・・・・・・144
　　　　衝動行為，憂うつな活動減少，思考抑制・・・・145
　　　　昏迷，緘黙，不安，恐怖，驚愕・・・・・・・・146
　　　　強迫的恐怖，鈍感無為，躁病，緊張性興奮・・・148

　　　　緊張性昏迷, 支離滅裂, 分裂性痴呆（統合失調性認知症）, てんかんの
　　　　　不機嫌・・・・・・・・・・・・・・・・・・・・・・・・・・149
　　　　赤面恐怖, 対人恐怖, うつ病, 不安うつ病・・・・・・・・・150
　3．幻覚妄想状態・・・・・・・・・・・・・・・・・・・・・・・151
　　　　体感幻覚, 幻聴・・・・・・・・・・・・・・・・・・・・151
　　　　妄想・・・・・・・・・・・・・・・・・・・・・・・・・・152
　　　　迫害妄想, 誇大妄想, 思考化声, させられ感,
　　　　　自我障害, 幻視, 了解しうる妄想・・・・・・・・・・・154
　　　　統合失調症, 敏感関係妄想, 空想・・・・・・・・・・・・155
　　　　体感幻覚, 追想の妄想, 思考奪取・・・・・・・・・・・・156
　　　　させられ感, 察知と応答, 世界没落感・・・・・・・・・・157
　4．意識混濁状態・・・・・・・・・・・・・・・・・・・・・・・157
　　　　意識清明, 意識混濁, 意識喪失, 熟睡, 昏睡, 昏迷,
　　　　　支離滅裂, 混濁, せん妄・・・・・・・・・・・・・・・158
　　　　健忘, もうろう状態, コルサコフ症状群, 夢, 散乱,
　　　　　デリール・・・・・・・・・・・・・・・・・・・・・・159
　　　　意識混濁, せん妄, 夢幻せん妄状態・・・・・・・・・・・160
　　　　もうろう状態, 病的酩酊・・・・・・・・・・・・・・・・161
　5．記憶減退状態・・・・・・・・・・・・・・・・・・・・・・・161
　　　　健忘, 記銘弱, 見当識喪失, 作話, コルサコフ症状群,
　　　　　逆行健忘, 記憶減退感・・・・・・・・・・・・・・・・162
　　　　頭部外傷, 老年痴呆（認知症）, 心因性健忘・・・・・・・163
　6．知能低下状態・・・・・・・・・・・・・・・・・・・・・・・163
　　　　認知症, 精神遅滞・・・・・・・・・・・・・・・・・・・164
　　　　分裂性痴呆（統合失調性認知症）・・・・・・・・・・・・165
　　　　諸痴呆（認知症）状態の思考の形, 梅毒性精神病・・・・・166
　　　　老年痴呆（認知症）・・・・・・・・・・・・・・・・・・166
　　　　てんかん性痴呆, 躁病, 統合失調症・・・・・・・・・・・167
　　　　分裂性痴呆（統合失調性認知症）・・・・・・・・・・・・168
　　精神障害の諸状態のまとめ・・・・・・・・・・・・・・・・・168

8 諸状態と各精神病との関係・・・・・・・・・・・・・171

状態像と精神病，原因，心因，内因，外因・・・・・171
梅毒性精神病，アルコール中毒，振戦せん妄，
　幻覚症，妄想症，コルサコフ病，病的酩酊，
　宿酔，頭部外傷・・・・・・・・・・・・・・・173
外傷性神経症，躁うつ病，統合失調症，妄想知覚・・・・174
させられ感，思考化声，異常人格，心因性反応，
　神経症，ヒステリー・・・・・・・・・・・・・175
異常人格と神経症・・・・・・・・・・・・・・・176
偽痴呆（偽認知症），幼稚症，ガンゼル症状群，
　躁うつ病と統合失調症・・・・・・・・・・・・178
軽うつ病，仮面うつ病，急性統合失調症，デリール，
　器質性精神病・・・・・・・・・・・・・・・・179

9 治療について・・・・・・・・・・・・・・・・・181

1. 精神療法・・・・・・・・・・・・・・・・・181
催眠・・・・・・・・・・・・・・・・・・・181
分析，森田，自律訓練，行動，遊戯，芸術，
　作業，生活・・・・・・・・・・・・・・・182
統合失調症，うつ病・・・・・・・・・・・・183
2. 物質的療法・・・・・・・・・・・・・・・・183
薬物療法・・・・・・・・・・・・・・・・・183
　1） 軽い精神安定剤・・・・・・・・・・・・184
　2） 強い精神安定剤・・・・・・・・・・・・184
　3） 抗うつ剤・・・・・・・・・・・・・・・185
　4） 抗てんかん剤・・・・・・・・・・・・・185
　5） 精神病発現物質・・・・・・・・・・・・186
ショック療法・・・・・・・・・・・・・・・186

|　　　神経伝達・・・・・・・・・・・・・・・・・・・186
|　　　副作用・・・・・・・・・・・・・・・・・・・・187
|付| 文　　献・・・・・・・・・・・・・・・・・・・189
|　 用語集と索引・・・・・・・・・・・・・・・・・・191

1 精神医学

精神病
精神医学　　医療の助けを必要とするような異常な精神状態を取り扱う医学を**精神医学**という．異常な精神状態を**精神障害**といい，その異常さの著しい場合には**精神病**といわれることが多い．

「病」とは元来身体に都合の悪い変化が起って，その人に苦痛を与えたり，生命を脅かしたりするものであるが，精神病には苦痛を与えないのみならず，快楽を起こすものもあり，生物学的な生命を脅やかさないものもある．

たとえば躁病といって，心身の調子が非常によく感じられ，朗かで疲れを知らずに仕事の能率がよくなったと感じられるものがあり，実際仕事の成績も上がるので何も悪いことはなさそうなのであるが，得意になって仕事をやりすぎてよけいなことに軽率に手を出して失敗したり，他人に迷惑を与えたりしても本人は平気であるというように，周囲の人々には迷惑なことが多い．現実を正しく解さない，現実検討欠如，うつつなきである．

これは生命には危険のない障害であるから病気ともいえないようなものの，社会，家庭的にはこの精神障害者は迷惑を及ぼすものであり，どの精神障害も殆んど必ずといってもいいくらい，社会，家庭生活に支障をきたすものであるから，精神「病」といわれるのである．

狂　精神病のことを「狂気」と以前いわれたが，狂とは感じの悪い言葉であるから使わない方がよいといわれるものの，医学的術語としてでなく，ひどく変わった熱心な精神現象のことを，医学的病気という意味をあまり考えずに，狂というのならかまうまい．たとえば野球狂とか女狂いという場合である．

狂という文字は犬偏に王と書いて犬の王様で狂犬のようなものを意味するように見えるが，元来は犬偏でなく立心偏に草，艸が土の上に生える㞢ということを現わして，心が草のように盛に生い茂ることで，心のはやりたける意味であるから，野球や女に夢中になることになる．

これと似て，心がはやりたける興奮状態を精神障害として起こすものを「狂」ということになり，それが更に広くなって，憂うつになって沈み込み，心の活動が減って沈滞してしまうものもうつ狂というようになったのである．「気違い」という場合には，気とは心から流れ出る目に見えない雲のようなものであるから，心から出る働き，精神の活動がおかしくなっている，ということになる．

病とは　自然科学的には精神は脳の機能の活動によって生ずるものとされ，脳の機能の病的変化や構造の病的変化によって精神状態も変わるものである．ここでいう病的というのは身体の病いと同じ意味である．

それで脳の病気，脳病の際の精神状態の異常のみを精神病という方がよいという人がある．そうすると多くの精神障害には脳の病的変化は「今のところ」見つからないので，多数の精神病といわれるものは精神病でないということになる．

この際，脳の病的変化は見つからないというのは今日我々の持っている物理化学的検査では，はっきりとは見つからないというだけで，将来は，この検査方法が一層精密になれば，見つ

かるかもしれないのである．

　それ故，将来脳の変化が見つかりそうなものを精神病とするということにすると，見つかりそうというのは仮定的な想像に過ぎないので，精神病はこの方法でもはっきり定められなくなる．

精神病的非精神病　また脳に病気があるために現れる異常な精神状態は，必ずしも精神病ともいえないことがあり，風邪をひいて不快で元気がないという少し異常な精神状態は脳の軽い病気（ウイルスが体に入って炎症を起こし，それから出る有害産物が脳の機能を損ねる）のせいであるから，風邪をひくと一時的な精神病かといえば，厳密にはそうであっても普通これまでも精神病であるとはいわない．

　風邪が重くなって高熱が出てうとうとして「うわごと」をいえば，これは脳がかなり重く病んでいる証拠であって，このような場合には脳が冒されて死んでしまうことさえあるので，このうとうとしてうわごとをいうのは立派な精神病なのである．普通これも精神病とはいいたがらないが，脳の病気の症状としての精神病ではある．

非精神病的精神病　突然大地震が起って，ひどく驚いて気が遠くなって倒れたり，あわてふためいてめちゃくちゃに走りまわり，泣いて騒ぎ，あとで落着いてもこの異常な状態をよく覚えていないという場合には，この異常な状態の間は精神病であったように見えるが，このときに脳には，病的変化は起らず，このような驚きは普通の驚きと程度の差でしかないので，病気ともいえないが，それでも精神病といってもよい（恐慌^{キョウコウ・パニック}）．

精神病　こういうわけで普通から並外れてひどく異常であるような精神状態を**精神病**といい，あまりひどく異常であるとはいえないような軽い異常は精神病といわないでおくものの，経験上たと

えばある人が，人もいないのに自分の悪口をいわれる声が聞えるという場合には，軽い精神的異常のようであるが，しばらく経つとひどく並外れた精神異常を起こし，いかにも狂っているということになることが多いので，上記のものは一見軽い精神異常でも精神病という．こういう判定は，精神医学の経験に従うのである．

精神，心 　精神とは心の働きで，人が他のものの存在や自分の状態を知り，それに対して意味のあるはたらきかけをすることである．人が机の上の林檎を認め，林檎と知り，木の実で食べられるものと知り，それを取り上げて食べようと林檎に対して働きかけるのは心のはたらきで，精神である．

　ロボットが機械の仕掛けで林檎と石ころを区別して林檎を取り上げ，それをロボットにあいている孔に入れるように調整することはでき，このときロボットに組込んだテープレコーダーが，「コレハリンゴデス．ワタシハタベタイデス．」といっても，ロボットに心があることにはならない．ロボットに林檎の光学的信号がインプット（入力）されると，それに引続いて取りあげて孔に入れるという機械仕掛け，機構，メカニズムがはたらく．このときロボットは林檎というものの意味（木の実で食べられるということ）を知らないであろう．

ロボットには心がないか 　ロボットの中に「コレハリンゴデス．オイシイデス．タベタイデス．」とのディスクを組込んでおいてそう発音しても，ロボットが林檎を認識したとは人はいうまい．しかしメカニズムが一部こわれて，ロボットが林檎を取り上げてそれを投げつけて，「コレンゴス，オイス，タタイス」といったら，ロボットが狂ったといわれるかもしれない．この狂ったというのは，時計仕掛が調子が悪くて間違った時間を指すときに時計が狂ったというのと同じで，やることが異常である，まちがっているという

のを比喩的に転用したものであろう．このロボットには心はないであろうが，将来甚だ巧みなメカニズムができて人間の行動に非常に似た運動を起こせるように仕掛ければ，ロボットに心があるように見えるかもしれない．

アメーバの心　アメーバは巧みに危険物を避け，食物を摂取することができるので心があるかというと，なさそうであり，ロボットといくらもちがわないようであるが，本当はあるかないかは分からない．

猫の心　猫が毬にじゃれていると猫は楽しいのだと我々は思う．すなわち猫には楽しいという感情，心があると我々は思う．ロボットがまり投げをしていても，ロボットは楽しいと思っているのではあるまい．しかしこの区別ははっきり定められるものではないのではあるまいか．ロボットのメカニズムに故障が起こって，ロボットがめちゃめちゃな行動をすれば，ロボットが狂ったといってもかまうまい．ただ生物には精神活動，心があるのだ，機械仕掛にはないのだと我々は何となく思っているだけなのである．アメーバにも原始的な下級な心があるといってもよい．

共感　これは共感で，我々の感情を相手に移し入れもしている．

他人の心の知り方　私は他のものを見る・聞く・触れる・思い出す・考えるという，それぞれ違った仕方で知り（**認知，認識**），私の状態を私

認識　は，私は見ている，考えている，私が存在する，心がある，うれしい気持がする，何々をしたい，という違った状態にあるこ

自覚　と，違った心のはたらきをしていることを知る（**自覚**）．

こういう「私は認識する」，「私は自覚する」という心のはたらきは，私にしか分からないし，他人の心のはたらきは私には分からないが，私の言葉や行動から他人は私の心のはたらきを知り，他人の言葉や行動から私は他人の心のはたらきを知ることができる．

体験　「そこに本がある」と私がいえば，私が本を認識したことを他人が知り，これを「体験を語って他人に伝える」という．**体験**というのは自覚された心のはたらきである．他人が本を読んでいれば，私はその人が本というものを認識していることを，その人が「これは本です」といわなくとも，知りうるのである．これを精神を行動から知るという．他の人の精神はその人からその人の体験を聞き知るか，行動を見て知るかの，二つの仕方で知られる．「私は虫だ」，「私は本を着る」，といったり，本を頭に載せていたりすれば，この人の気持は分からない．おかしい，狂っている，といわれる．

心の起こり方　ある精神状態は二つの仕方で起こる．一つは精神的なきっかけ，動機によるのであって，試験に受かるという動機があれば，楽しいという精神状態が起こる．もう一つは身体的原因により，酒に酔って脳がアルコール中毒という病気になると，楽しいという精神状態が起こる．

楽しいという精神状態は同じでも，試験に受かったときには脳の中には病的変化はないが，酒を飲めば脳の中に病的変化が起こる．同じ楽しいという精神状態も，その基盤にある脳の状態は同じではないであろう．

心因性反応と外因性反応　精神的動機からある精神状態が起これば，この因果関係は心因性反応，経験反応といわれ，酒を飲んで楽しくなるのは外因性反応，器質性反応と呼ばれる．心因性反応の場合には，この動機からこの精神状態が起こったことが，我々は気持の上でいかにももっともだとわかるものであって，試験に受かれば楽しくなるということはいかにもそうであろうと気持の上でわかる．酒を飲めば楽しくなるという因果関係は，水を熱すれば沸騰するというようなものであって，自然科学的に水という物質にはこういう性質がある，酒にはこういう性質があると**説明**される

説明と了解

だけであって，気持の上からはわからない．気持の上からわかるのを**了解**という．器質性反応は了解できない．

精神異常 心のはたらきは，次の三つの点から見て**異常**といわれる．

異常な形の心の働き 第1は，心のはたらきの形そのものが異常であるもので，ひどく心配する，ひどく元気がない，ひどく怒る，ひどく暴れる，いつもなにもしないでいる，変なことをいう，間違った考え方をする，悪いことをする，話や行動がまとまりない，気が遠くなる，思い出せない，愚かである，などという異常な精神状態がある．

情況にそぐわぬ精神状態 第2は，精神的因果関係に異常があるもので，身の上，情況にそぐわない精神状態を示すものであって，たとえば親が死んで笑う，葬式の場面で笑う，理由もないのに怒る如きである．

脳の器質的障害による精神異常 第3は，脳の物質的な病的状態のときに現われる精神状態で，酒に酔って朗らかになるとか，頭を打たれて気を失うとかいうのは異常であり，試験に受かれば朗らかになるとか，地震でびっくりして失神するのは正常であるが，この失神というのはその形からいうと異常なので，地震でびっくりした感情を起こすのは正常であるが，この驚きの感情が激しくて失神という現象を起こせば，この点では異常であるとすべきである．

分類 今ある異常な形の心のはたらきと，情況へのふさわしさと，脳の故障の存在という諸関係から精神障害の分類をして，いくつかの精神障害を定め，その障害を治そうと努力するのが精神医学である．

分類の進め方

ある人が怒って興奮して乱暴をしている．この形の心のはたらきは異常である．誰かがこの人にひどい悪口をいったために怒って乱暴するのだという因果関係があれば，この場合この人は嘲られたので怒るという，我々に了解できる精神的な反応を起こしたのである

から，怒りや興奮の起こり方は正常である．

　何故突然怒り出したか動機が分からない場合には体の検査をして，この人に脳梅毒があると分れば，梅毒性脳炎という脳の病気を起こして脳が冒されたためだとする．ただしこの患者が嘲られて怒る場合にこれも梅毒のせいとはいえないが，脳梅毒があれば嘲られると怒り易くなっているということはありえる．

　動機もないし，身体的な脳病もないということになると，なにか脳病に近いものと考えられるような未知の病気によるものとし，これも精神病であると考える．このようなわけの分らない精神病には2種類あるとされ，それを統合失調症と躁うつ病とする．

　そしてこういう精神病であるということは，更に別の形の心のはたらきの故障，異常を見つけて，いずれの精神病であるかを定める．平生ここしばらく前から，声が聞こえる，ものぐさである，人から危害を加えられると誤って思っている，ということがあれば統合失調症であり，ひどく朗らかで，おしゃべりで，活動的で，偉がっているというようなことがあれば躁うつ病であるということが学問の知識の上から分かる．

2

回　　顧

精神病の歴史　　目に立つ**異常**な精神状態，すなわちひどくふさぎ込む，荒れ狂う，妙なふるまいをする，たわごとをいう，愚かであるなどということがあると，昔からこういうものは病気とされ，それは悪い霊，悪魔に憑かれた，祟られたものと解され，またそうなるのは悪いことをした罰だと解されもしたし，また体ないし脳の病気のせいであるとも解された．

祟り，罰　　祟りとか罰というと迷信的に聞こえるが，今日でもこの考えは残っていて，たとえば精神分析では，子供のときに悪いことをした，あるいは親が悪かった祟りとして精神的困難が罰の如

2-1.　わが国最初の精神医学の本（1819，土田　献）

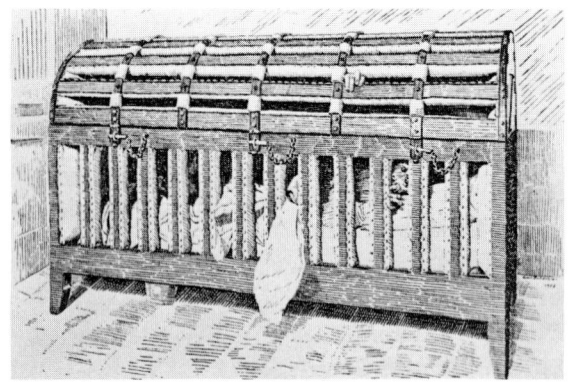

2-2. 患者をいれた檻の箱 （クレペリンから）

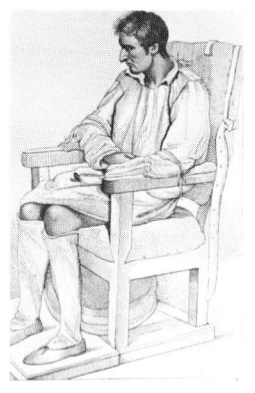

2-3. 拘束衣を着せられ，椅子にしばられた興奮患者
（エスキロールから）

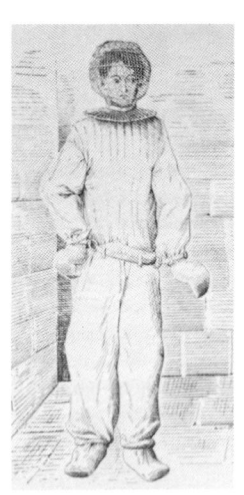

2-4. 金網をかぶせられ拘束衣を着せられた患者 （クレペリンから）

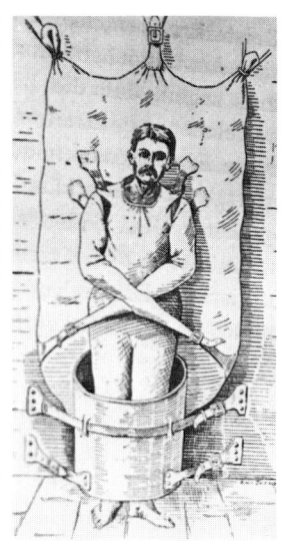

2-5. 拘束衣
（クレペリンから）

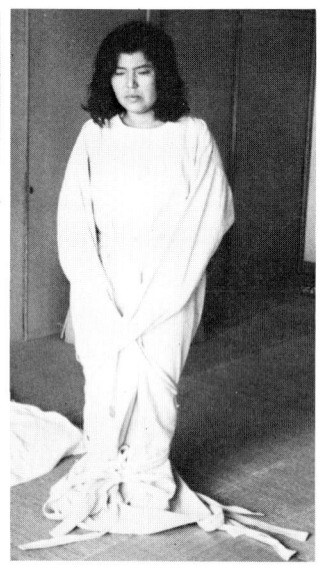

2-6. 拘束衣を着せられた統合失調症の患者，
（最近までこのような光景がみられた）

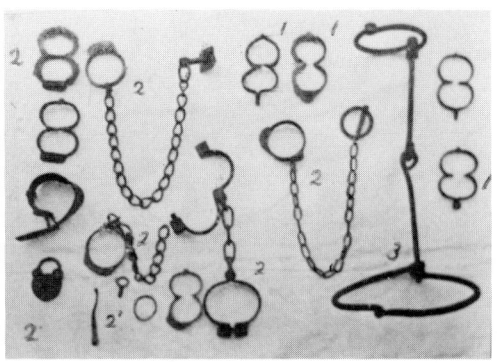

2-8. 患者をしばりつけた鎖（呉から）

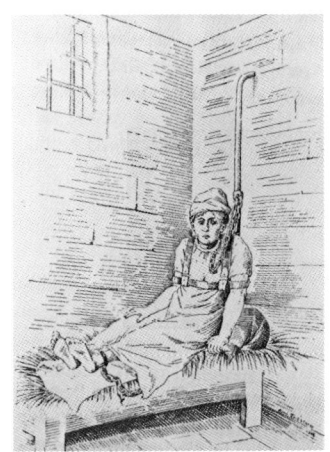

2-7. 鎖につながれた患者
（クレペリンから）

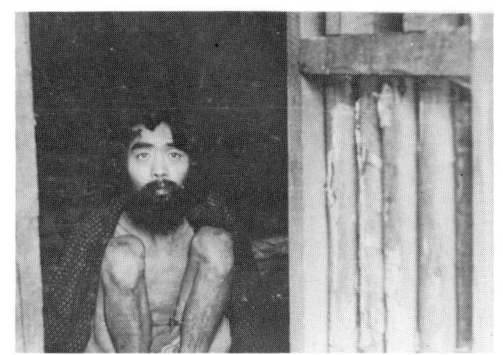

2-9. 座敷牢の中の患者

くに起ってくると考えるのである．

古代の精神病分類　ギリシヤ，ローマ時代には，恐怖(フォビア)，憂うつ(メランコリア)，躁狂(マニア)，狂気（アメンチア，デメンチア〜ア，デは否定，メンスは心；デリリウム〜リラは正路；ヴェサニア〜ヴェは否定，サヌスは健）などと狂気を分ち，中国では気痛，気逆（逆上），気うつ，気絶，喜，怒，憂，思（くよくよ），悲，驚，恐，怔忡（不安），健忘，てんかん，てん狂などが区別された．

また西洋では体の中の4種の液，血液，胆汁，黒胆汁，粘液が増減循環して，朗か，激し易い，憂うつ，鈍重な性質の病気に

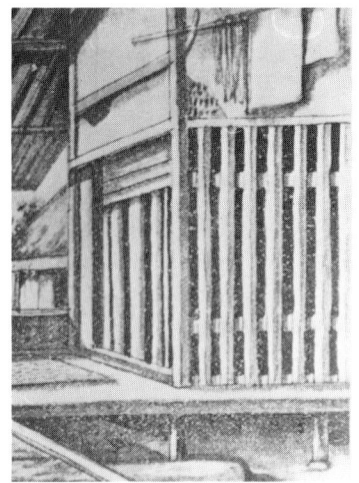

2-10. 座敷牢（呉から）

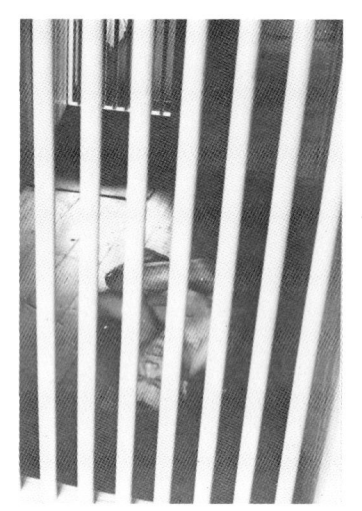

2-11. 保護室の中の裸の患者
近頃までこのような光景があった

なるとされ，東洋では「気」という目に見えぬ力が陽と陰の二極にあやつられて狂気の各状態を発すると考えた．今日でも神経細胞間の刺激伝達物質がいくつかあって，うまく「気」すなわち興奮を伝えるかどうかによって精神病が起こると考える（神経伝達物質〈ニューロトランスミッター〉）．

精神病院　中世には狂人は悪魔，鬼神に憑かれた罪人として虐待され，処刑までもされた（火刑）．しかし1000年以上も前から各地に**狂人保護院**（アサイラム，ホスピス）ができて人道的に保護されたこともあり，ベルギーのゲールにはやはり狂人の保護神を祀って精神病者コロニーができ，わが国にもこれと似た，寺の檀家による京都の岩倉村大雲寺コロニーができた．

17世紀の西洋では病院といっても患者は罪人と同じく獄のような室に入れられたり鎖にしばられたりして，医療よりも監禁が主な目的であった．西洋では病院は不用になった大きな建物

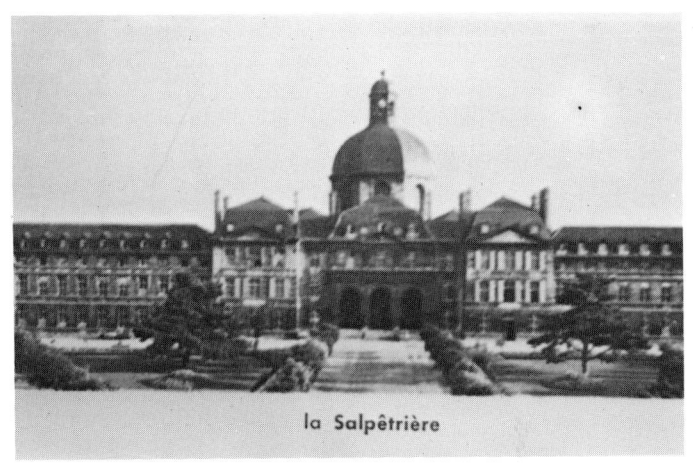

2-12. サルペトリエール病院

が病院に転用され，貴族の大きな邸宅や倉庫を改造したものが多く，パリの有名なサルペトリエール病院はルイ8世(12世紀)が火薬工場として作ったものを17世紀から精神病院に転用したもので，サルペートルとは火薬の原料の硝石のことである．

医師　昔は西洋には精神科医というものはなく，医者一般が精神病患者をみたものであり，漢方医も精神病患者の治療をした．西洋では血が上がっているからと瀉血をしたり下剤をかけたりして興奮をしずめ，薬は大昔からヘレボルス(キンポウゲ)が用いられ，また監禁とか拘束の道具も興奮をしずめるのに用いられた．漢方でも上った気を下げるといって下剤的な薬を用いた(三黄瀉心湯～黄連，黄柏(オウバク)，黄芩(オウゴン))が，ヘレボルス，黄連，毒薬の附子(ブシ)は皆キンポウゲ科の植物である(金鳳花，トリカブト)．

学問　精神病の症状の学問的な観察は哲学者も行い，医者でなく哲学者しか責任能力の有無は判定できないのではないかともいった．医者はもっぱら治療ないし保護，管理をしたのである．

カント　それでカントの「人間学」にも精神病の記述があり，精神薄

弱，心気症，メランコリー，発熱のうかされによるせん妄の支離滅裂症(アメンチア)，被害関係妄想のある，思考形式は正しいが観念は誤っている失心症(ワーンジン・デメンチア)，断片的な妄想の多い狂気(インサニア)，妙な発明妄想に凝る偏執症(パラノイア・ヴェサニア)というように分ち，患者は自分の心の中に閉じこもって考えて居り（自閉と同じ観念），共通心性(コモンセンス)から遠く離れた私的心性(プライヴェイトセンス)の中で正しい思考形式

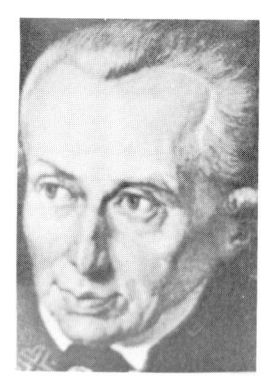

2-13. カント

をもって考えている（妄想）というように，近代人間学的な狂人観を述べている（1798）.

フェルリュックト　私的心性に耽るので，主観的なものを客観的に正しいものと思い（妄想），他人と一緒の世界の中でなく夢のように自分自身の世界の中で行動や思考をするので，ずれている(フェルリュックト)（狂）といい，理由のない怒りや乱暴は空想上の相手に対するものであるといっている．

ハインロート　ハインロートは神学的に，人間は向上して神性を獲得すべく努力すべきものなのに，これができないという罪のために自由性や理性を喪失するのだとして，精神病の症状は皆知覚，思考，意志の自由性を失ったためだという人もあった．統合失調症の症状は自律性を失って他からさせられると感じるのが基本的なものなら，自由性の喪失である（1818）.

精神病は脳病　19世紀のはじめまではこのようにロマンチックに考えるような人もいたが，19世紀の中ごろから自然主義時代となったのは自然科学の発達によるもので，この頃から精神病は脳の故障によるものと考えられるようになり，脳をしらべれば精神病が分かるだろうと思われるようになった．

回顧 15

精神科の成立　　精神科という医学の分科は，他の科のように大きな科から専門化によって分れてきたのではなく，すなわち内科から小児科，外科から泌尿器科が分れてきたように，精神科は何かの科から分れてきたのではなく，狂人収容所(アサイラム)から生まれてきたのである．

　　荒れ狂うとか，厄介なことをするとかのために，患者は社会の中で他人に迷惑を及ぼすから隔離収容される必要があった．収容所は病院の一部であることもあり，特別な施設であることもあったし，牢屋の一部であることもあった．こういう狂騒院(トルハウス)を管理する人は一般に医者ではなく，医者は必要に応じて招かれるだけであった．

ベドラム
ハスラム　　ロンドンの有名な狂騒院はベドラム（ベツレヘム）といわれ，13世紀にでき，ここでは18世紀の終りには薬剤師ハスラムが院長であった．昔は薬剤師が今日の村の開業医の如く何の病気も診た．ハスラムはここでよく狂人を観察して梅毒性の精神病をはじめてみつけた人となった．ベドラムという名は精神病院の代表になり，精神病患者のことをベドラミスト（ベドラミムの住人）と呼ぶようになった．東京なら松沢行き，フランスならエシャペ・ビセートル（ビセートル出）といわれた．

精神病院　　伝染病病院にしても精神病院にしても，隔離される場所は人家に近い所では困るので，どうしても辺鄙な田舎ということになる．今日でも多くの精神病院は郊外にあるのであって，今日町の中にあるように見えるのは，以前そこが辺鄙な所であったのに，町が発展してきて病院を包んでしまったのである．また精神病院には広い敷地がある方が都合がいいので地価の安い辺鄙な土地が選ばれる．

　　このような施設で医者が働いているうちに患者に科学的な興味をひかれるようになった．まず異常な精神状態の種々の形をはっきり区別してとらえ，その本体を定め，治療法を見いだそ

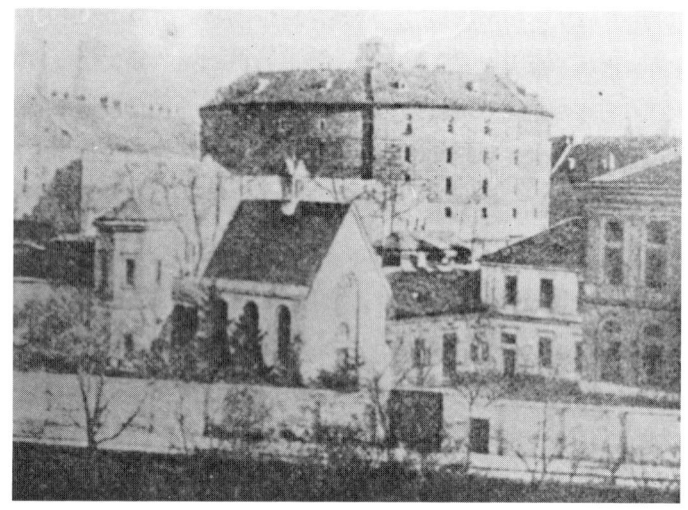

2-14. ウィーンの狂人塔（患者収容施設, 1784）

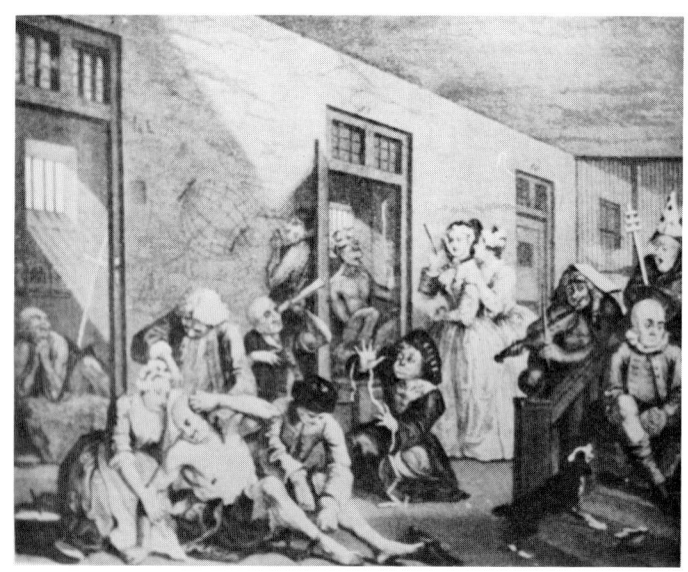

2-15. 1700年代のロンドンの精神病院の図

18世紀のロンドンのベドラム Bedlam（ベツレヘム）精神病院の光景．この病院は13世紀にたてられたもので，ベドラムといえば精神病院の代名詞となったほどのものである．18世紀の終りに，ここの薬剤師ハスラム Haslam がはじめて進行麻痺の像を記載した．

うという医学一般のやり方に従ったのである．このような病院に収容される患者が次第に増したのは，狂暴な患者が増したからではなく，軽い精神病の患者がたくさんあって，その判定や治療には重い患者から学んだことが適用でき，軽いうちに治療すれば重くならずに済むことが分ってきたからである．

人道化 こうして狂人は悪霊に憑かれた者でもなく，罪をおかして罰を受けた者でもなく，病気なのだということが分かってくるに

ピネル つれて，患者の待遇の人道化が起こり，ピネル（1745～1826）が1793年，フランス革命のときに，12人の狂人をパリのビセートル病院で鎖から解放したことは，こういう考え方の変化を象徴するものとして有名である（ビセートルはパリの近くの村名）．

エスキロール ピネルとその後継者エスキロール（1772～1840）によって精神医学の近代化が行なわれ，それぞれ近代的な精神医学の建設を行ない，それぞれ近代的な教科書を著し，数年のうちに英，独語に訳されて広まった．当時も精神病は身体的原因によるものもあり，精神的原因によるものもあると考えられ，その後両者のいずれかによけい重きをおかれるようになって，**身体論者**

身体論者と精神論者 と**精神論者**に分かれた．ピネル，エスキロールでは精神病の種

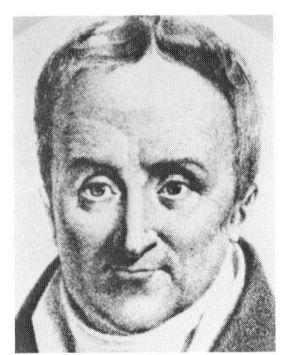
2-16. ピネル

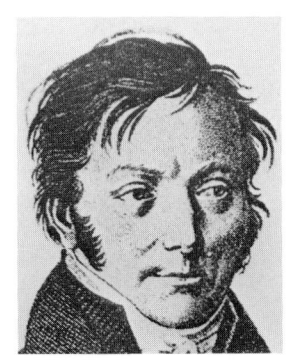
2-17. エスキロール

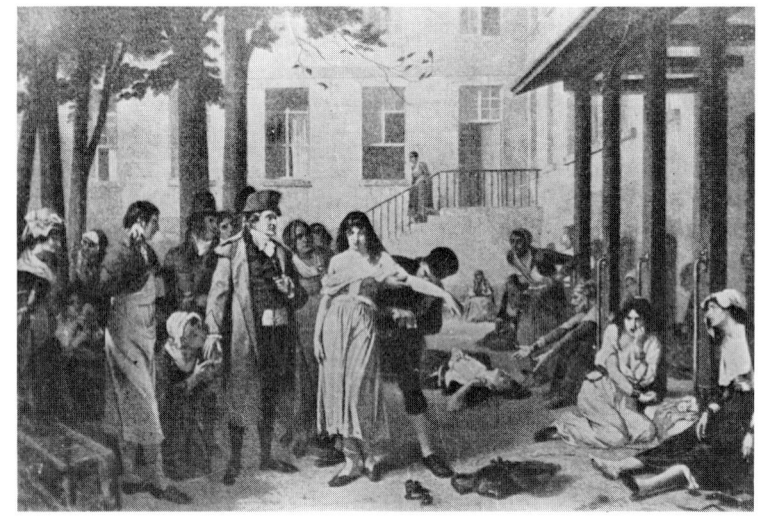

2-18. ピネルが精神病患者を解放する図

類は，ふさいで一点で狂いのあるもの，興奮して狂いのないもの，全般的に狂って興奮しているもの，考えがまとまりないもの，愚かなものというように分けられた．

単一狂 　精神は全般的にはまともで正しいが，一点で狂い，まちがいがあるもの，妄想だけある，一点だけ理由のない恐れがある，特別の困る衝動行為だけがある，偏執狂，詮索狂，放火狂などは単一狂(モノマニー)といわれた．狂っているというのは了解できない言動があるということである．

マニア 　狂気で一番目につくのは言動が誤っていることと興奮していることで，狂気のことをマニアというときにはマインド，メンタリティの興奮を意味し，マッドは変化してちがっていること：イルレ（独）はエラー（英）で，誤っていることを意味し，デリール（仏）は正路から外れた誤りを意味し，フー，フォル（仏）は空の袋で愚のことを意味し，くるふ（日）はくるくる廻って乱れ誤まることを意味する．このような精神病の分類は

大昔から殆んど同じままで，これは症状を病名にしたものであって，それより立入った分類はできなかったのである．

　精神病の患者は鎖から解放されたといっても**拘束具**はなかなかやめられず，1839年にやっとイギリスのコノリー（1794〜1866）が**無拘束運動**を始めて，自分の病院で拘束具を全部取去ったものの，今日に至るまで監禁や拘束を全く取り払う所まではなかなか至らないのである．

無拘束運動　コノリー

　また治療にしても，水をひっかけたり，ふりまわしたり，脅かしたり，苦痛を与えたりなど，残酷な方法がもっともらしい理由をつけて用いられていたので，無拘束といっても患者はいためつけられることが多かった．

　今日，薬を多量に使って活動を鈍らせてしまうのは，やっかいな考え方や行動を抑えるという意味で治療といわれるが，病気を治しているのかどうか明らかでないので，体のいい拘束であるという人もあるものの，他にうまい方法があるわけでもない．

精神分析の源　ハインロート

　ドイツの19世紀の初めの精神論者はハインロート（1773〜1843）で，人間は元来神性(デイテイ)を獲得すべく努力すべきものなのに，これができない罪で悩みわずらうのであり，このた

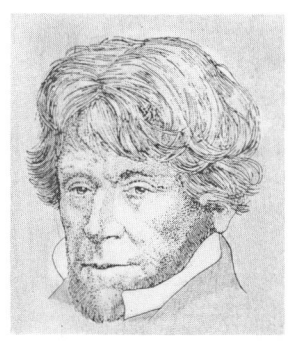
2-19．コノリー

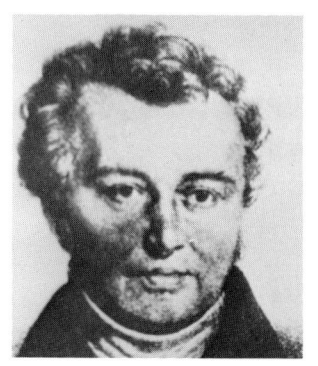
2-20．ハインロート

め心の基本原則の自由性と理性が失れるのが精神病であるとした．これは心の上層からの挫折を考えるのであるが，精神分析では性的欲求の不満によるとするのであるから，心の下層から挫折を考えるので，互いに似た精神論である．

脳病　19世紀の自然科学の勃興とともに身体論が推進され，精神病は脳病であるとして身体論が主流をなし，脳の研究が盛んになった．この傾向はすでに18世紀の終りからあったが，1798年にロンドンのベドラム精神病院の薬剤師ハスラム（1764〜1844）が全身麻痺性精神病（ジェネラル・パレシス・オブ・ジ・インセーン）を初めて記載したり，1822年にフランスのベール（1799〜1858）がその脳を詳しく調べて慢性脳炎を見出したりして，精神病の基礎に脳病があることが期待される下地を作り，1845年にグリージンガー（1817〜1868）がドイツ最初の自然科学的精神医学教科書を作ったときには，精神病は脳病だと明言はしなかったものの，いかにもそうであるように述べている．「脳は精神病のときに病む器官である．」

昔の分類　精神病を観察していると，種々の違った状態がまず目につくのであって，はじめ少し狂って憂うつな病気，少し狂って興奮する病気，全般的に狂って興奮する病気，言動がまとまりなく

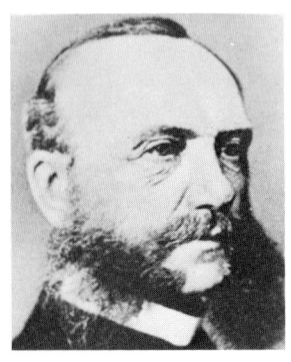

2-21．　グリージンガー

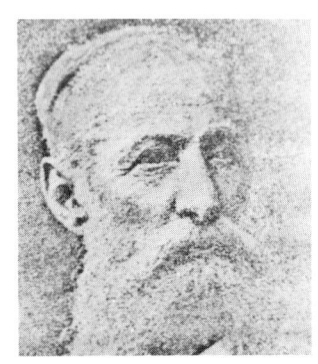

2-22．　ノイマン

めちゃめちゃな病気,愚かな病気というように,今でいえば個々の症状が一つ一つの病気とされていた．狂ってというのは妙なこと,了解しにくいことをいったりやったりすることである．ピネル,エスキロール,グリージンガーにしても大体上のように分けていた．

<small>ノイマンの
単一精神病</small>　　19世紀の中頃ノイマン（1814〜1884）は,これらの症状は一つのものから他のものへ移って行くのであって,精神病は一つで,どんな場合にも種々の症状の産出,混乱,愚というように進んでいくのであり,その原因は様々であるとした（1860）．

<small>モレルの
早発性痴呆</small>　　しかしこの頃モレル（1809〜1873）は若い時に始まって,どんどん愚になってゆく精神病の一つの型をとり出して早発性痴呆（デマンス・プレコス）といった（1859）．また何代もかかっていろいろの原因で人間の精神は退歩変質（デジェネレート）してゆくものであって,神経質,神経症,精神病,白痴,滅亡というように進んで行くのだともいった．

<small>ブロカ
ウェルニッケ</small>　　精神病の基礎を脳に求めるようになってから,脳病の性質と脳病の脳内の位置によって種々異なった症状が現われるものとされ,とらえられる精神症状から脳病の種類を推定して治療にもってゆこうとされたが,1860〜70年代のブロカ（1824〜1880）とウェルニッケ（1845〜1905）による失語の発見は脳内の病気の位置の確定に光明を与えた．（脳の図 38頁）．

<small>失語</small>　　ブロカの失語では脳の左前頭葉の後下部,ウェルニッケの失語では側頭葉の中上部の破壊によって,前者では言葉を正しく使用することができず,後者では聞かれた言葉を正しく理解できないのである．こうして様々の別々の精神的なはたらきが,脳の特定の場所に別々に宿っているのではないかと考えられ,精神障害は脳の各部の故障,それらの連絡の故障,統合の故障によって説明されるように努力された．

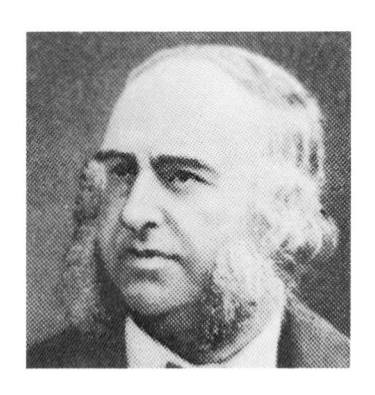

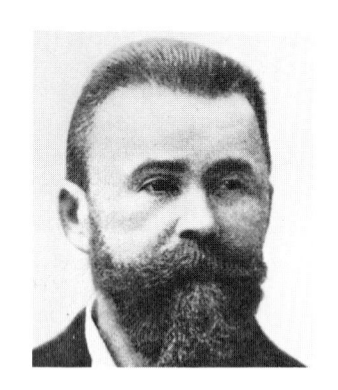

2-23. ブロカ　　　　2-24. ウェルニッケ

中枢　　実際各感覚の中枢，運動中枢，感覚の意味を知る中枢，まとまった運動を起こす中枢，言語や音楽の理解と使用の中枢，その他そこを破壊すると記憶や感情や行動や意識状態に変化を与える脳の部分というものが存在することが分かってきた．

　それ故 林檎を見て取って食べるときに，林檎の光刺激が視覚中枢に達し，そのまわりの視覚されたものの意味を知る中枢が働いて「それは林檎である」と知り，思考中枢（この中枢は証明できない，脳の大きな部分としかいえない）が働いて，それは食べられる果物と判断し，感情ないし意欲中枢が働いて，おいしそうだから取って食べたいということになり，運動中枢が働いて，手を延ばして取って口に入れるということになるのだとする．

幻覚　　外界に存在しないのに物が存在すると見える**幻覚**なら，視覚中枢に外界から刺激が行なったのと同様の刺激が病的に起こって，外界にない物が見えるというようになると説明される．ところが実際幻覚の見える患者の視覚中枢には何も病的変化は証明されず，またこの中枢に刺激を与えても，光は見えても精神病に見られるような外界に存在する物の知覚は起こらないので

ある.

脳病理学　このような見方は**脳病理学**といわれ，ウェルニッケがこの方面の開拓者であった．脳の働きを機械的に見る見方は今日まで
コンピューター　続いていて，脳がコンピューターと比較されるときには心の機械論的な見方になる．神経細胞が真空管ないしトランジスターと同じような働きをしているのかもしれない．しかし脳には150億の神経細胞があって，それが互いに連絡しあって神経の活動，興奮が次から次へと伝えられて行くのが，心とどう関係しているのかは分らない．

神経心理学　甚だ大ざっぱにいえば，脳の前方には積極的発動性，後の方には受納的認知性，左の方には対象認知の知的活動，右の方には自己状態感取活動，大脳の内奥の部分には感情と欲求，その下方に意識活動の清明さや大脳各部の活動の調整を行うスイッチがあり，各部のどこかや調整の中枢に活動の狂いが起これば，各部の共同作用に狂いを起こして，どこかの働きがよけい著明になり，どこかがよけい弱まるということが組合わさって病的症状となるのであろう．このように脳に関連づけて精神機能を論ずるのを**神経心理学**という．

分類の仕方　今のところは，臨床的経験で観察されたものから精神障害を見るのが，最も確実で実地的であろう．昔からまず目立った症状を病名とし，うつ病，躁病，妄想病などとしたものの，精神病には種々の原因があるので伝染病性，アルコール性，中毒性，外傷性の精神病という名称もあり，妄想病，躁病の像もこれらのどの原因からも現れ，また各原因によってそれぞれ異なった精神病像が現れるのでもなく，各原因に特異な精神病像が必ずしもあるのでもない．

脳病性精神病　それにしても，特別の精神病像，特別の原因，特別の経過というようにまとめて，いくつかの別々の精神病の種類を定めた

いものである．梅毒性慢性脳炎性精神病は梅毒による脳炎の原因で独特に見える誇大妄想があり，ついに痴呆（認知症）に陥って死亡するという定まった形のもののように見えるので，他の精神病もこれに倣って各々一つのまとまった病気と定めたいが，しかし誇大妄想を起こさない梅毒精神病も多数にあり，痴呆（認知症）はしばらく経過しないと明らかには現れてこないので，結局精神症状だけからでは診断を確定しえないのであって，1906年のワッセルマン反応，1913年の野口英世による脳内梅毒病原体発見まで100年間は誤診が続いていたのである．

　ワッセルマン反応の発見によって脳梅毒という診断は何分の一かに減った．すなわち精神症状で診断しているうちは脳梅毒と診断される患者は実際の何倍もあったのである．精神症状というものは原因を定めるにはあまり役に立たないように見える．それ故ノイマンのように精神病は一つしかないという極端なこともいえるのである．

　しかし伝染病性，中毒性など原因のよく分っている精神病には共通なものがあり，病気が急激に重く起こってくれば意識がくもり，周囲のことも自分のことも全く分らなくなり，とりとめのないうわごと——せん語——をいうようになり，慢性の重い脳の病気のときにはついに認知症に陥るというようになっている．これらが脳の急性の侵害と慢性の破壊のときの定った精神症状である．これより軽い脳侵襲のときにはあらゆる精神症状が起こりうるので，重い場合しか精神症状は診断の役に立たないわけである．

せん語

周期性精神病
早発性痴呆

　しかしまだ多くの精神病があって，脳もはっきりやられていると証明できず，意識のくもりや知能の低下（**認知症**）もはっきりしないものが多数ある．それで別に何かの特徴を捉えて精神病を分類しようと試みられた．

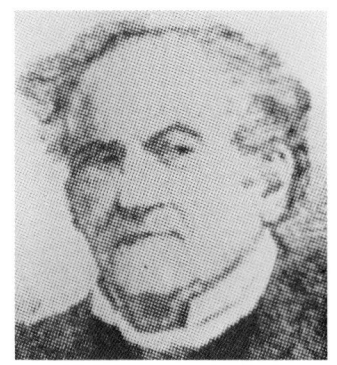

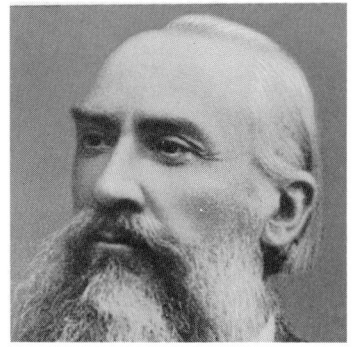

2-25. ファルレー　　　2-26. カールバウム

ファルレー　　まず経過から見て症状が現れたり消えたりすることを反復する精神病が目につき，これをファルレー（1794〜1870）は1851年に**周期性精神病**とし，若いときに発病してどんどんぼけてしまうものをモレル（1809〜1873）は1860年に**早発性痴呆**とした．

モレル

またノイマンの単一精神病の中で態度や運動に妙な硬さが著しく見えるものをカールバウム（1828〜1899）は1863年に**緊張病**とし，単一精神病の経過をとるものが若者に起こって極めて速かにぼけてしまうものをヘッカー（1843〜1909）は**破瓜病**とした．この破瓜病はモレルの早発性痴呆に似たものである．こういう臨床経験からこれらを各々一つの独立した精神病，精神病の単位としようとした．

カールバウム
緊張病

ヘッカー
破瓜病

クレペリン　　そして1896年にクレペリン（1856〜1926）が周期性精神病のうち朗らかな時期と憂うつな時期とがくりかえし現れては消えるものが多いことに着目して**躁うつ病**（循環病）とし，破瓜病と，しばしば周期性に来る緊張病と，いわゆる狂気といわれるような奇妙な妄想を持つ病気は，長く経過するとどれもぼけて痴呆（認知症）のような状態になるので，この点でまとめて**早発性痴呆**とした．その前は急性の幻覚妄想症（ワーンジン，デリール）と

躁うつ病

早発性痴呆

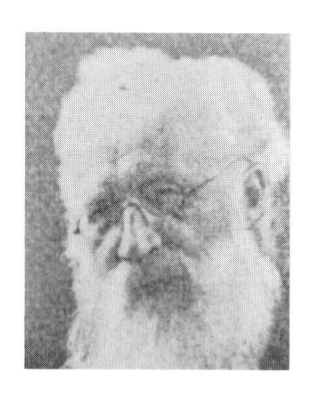

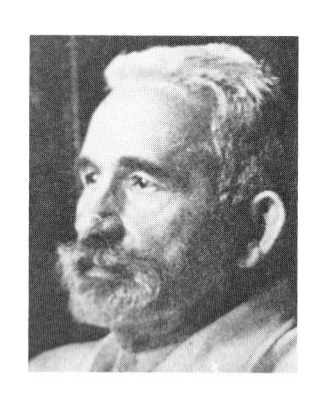

2-27. ヘッカー　　　　　2-28. クレペリン

慢性の妄想病（パラノイア）とに分けられていたのである．

　こうしてまとめられた早発性痴呆という「一つの」精神病は，似通った症状があり，同じような経過をとることが多いというだけで，原因も分らず脳や体の病気も証明されないから，原因なしに，ひとりでに起こって来るように見える．外からの精神的身体的影響がなさそうなので，内部の原因から起こるという意味で**内因性精神病**といわれ，クレペリンははじめ**内因性痴呆**といった．クレペリンは将来いつかは脳ないし体の病気がこの精神病の根底にあることが分り，それは恐らく代謝性の病気であろうと期待した．

　しかしクレペリンと反対の立場にある人によると，精神症状で病気は定められず，意識のくもりがあれば急性の脳侵害があるというだけのこと，痴呆（認知症）があれば脳の広い破壊があるというだけのことで，何病とも診断できない如く，早発性痴呆というのは精神症状なので一つの病気を指すことはできないのであって，早発性痴呆症状群に過ぎず，この症状群をおこすいくつもの身体ないし脳病があるかもしれないのである．

内因性精神病

ブロイラー　ところで1911年にブロイラー（1857〜1939）は早発性痴呆の

統合失調症　精神症状を見ると，一つ一つの心のはたらきが連絡がなくなってばらばらになるのが特徴であり，必ずしも早発せず，必ずしも痴呆（認知症）に陥るとも限らないので，**統合失調症**という方がよいとした．またこの病気の特徴は，外の世界との連絡が断たれて自己の心の中に閉じこもってしまうと見ることがで

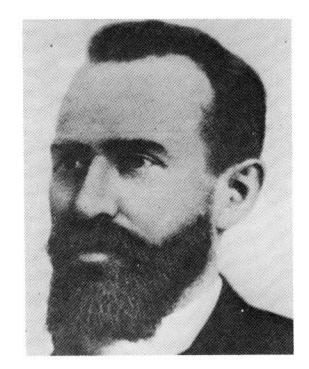

自閉　きるので，**自閉**が統合失調症の特徴

2-29. ブロイラー

であるとした．この考えはすでにカントが述べているところであって，カントは患者は他人と一緒の世界の中でなく，自分だけの世界の中で見たり，判断したり，振舞っているのであり，外部の事実を共通心性（コモンセンス）の原則に一致させず，私的心性（プライベートセンス）を固執し

内因性精神病　ているのだといっている．クレペリンの定めた2種の**内因性精神病**は，とにかくたちまち全世界に流布した．

　内因性で内部からひとりでに起こってくるというと，それは素質によるものであろうと考えたくなる．すなわち生まれつき病気になる素地を持っているということである．それは遺伝的に定まった，この病気になり易い傾向，準備性ということである．

アメリカの精神病観　ところがヨーロッパのように古い伝統のある，身分・地位が先祖代々定まった所では遺伝を考えても，アメリカのような新開地では，素質など考えず，新しい環境にどんどん適応して道を拓いて行くのが人間の本性で，それがうまくできなくなるのが病気だと考えたくなる．精神病は困難な環境に適応するのが失敗するために起こるのである．

　困難な環境によって個人の身の上，生活の歴史にいろいろの

フラスト
レーション　歪み，ストレスが加わり，これが積もり積もってついにやりきれなくなって破綻を起こしたものが精神病なのであって，早発性痴呆という一つの病気はないのであり，ストレスに対する適応失敗，挫折，つまりフラストレーションの一つの型なのであり，挫折への早発性痴呆型の反応なのである．クレペリンが早発性痴呆という「一つの」精神病を定め

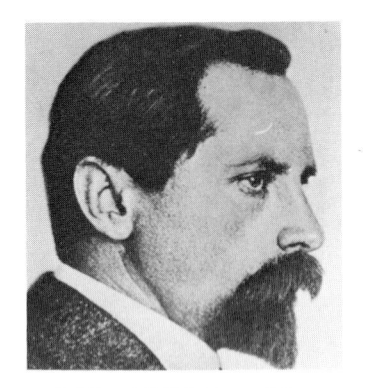

2-30．アドルフ・マイヤー

マイヤー　たすぐあと，アメリカのマイヤー（1866〜1950）がこのように反駁した．

　いろいろのストレスに対して少数の型の精神障害で反応するのであって，たとえば気が遠くなってうわごとをいうせん妄という型の精神病は，びっくりしても，頭の負傷でも，高熱でも，中毒でも同じことであり，愚になるという精神病も終身刑でも，脳の負傷でも，炎症でも，血行障害でも同じことである．気が遠くなってうわごとをいうのを錯乱病といい，愚になるのを痴呆病というのと同じく，若いころからぼけるのを早発性痴呆というのは，発熱すれば発熱病，腹が痛ければ腹痛病というのといくらも違わない．

　統合失調症の症状には特異なものがあり，この点で他の精神病と区別できそうに見えるのであるが，これも絶対的なものではなく，何かの脳病や中毒による精神病が統合失調症そっくりであることがときどきあるので，統合失調症というときには，そのとき脳病は何もみつからないということを前提とする．また脳病で統合失調症そっくりにみえても，それは脳病の統合失

調症状で，脳病と統合失調症との合併とはいわないことになっている．

　ところがはっきりと精神的原因から起こったと分るような精神障害では，統合失調症そっくりなことはまれであるようなので統合失調症は脳病に近いように見えるが，統合失調症は精神的原因から起こりうると考える人もいくらもある．

　精神障害が精神的原因でも起こり，身体的ないし脳の病気を原因としても起こるという場合，強い感情の動き，感動に引き続いて精神障害が起こると我々は経験から何となくそう思っており，脳の重い病気のときに精神障害が起こることも経験から知っているが，どういうちがいがそこにあるのだろうか．

ヤスパース
　1913年にヤスパース（1883〜1969）はこの差異をはっきりさせて，悲しみは失恋に従って起こり，喜びは恋人と結婚しえたことによって起こることが気持の上から分り（**了解**），夢幻的錯

了解と説明
乱すなわち夢を見ながらとりとめないうわごとをいうのが中毒に従って起こり，誇大妄想が脳梅毒に伴って起こることは自然科学的因果関係であって（**説明**），気持の上からは分からないとした．試験に通れば喜びにあふれるのは気持の上から分かり，水が熱せられれば沸騰するのは自然科学的に説明されるだけで，水が喜んであふれるのではない．脳梅毒で朗らかになるのは単なる因果関係で，なぜかは分からない．

　われわれが病気の原因を求めるときには，了解しうるか説明しうるかによって，この精神病がいずれの原因で起こったか定

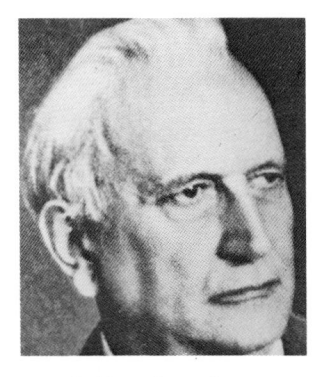

2-31. ヤスパース

めるべきである．単なる因果関係だけでは定められない．親が死んだので笑ったというときには，親の死は原因であり，笑うのは結果であって，因果関係としては成立するのであるが，気持の上からは分からないので，なぜ笑ったのか更に多くの事情を調べ，当人が親と仲が悪かったこと，死によって財産を得られるという事情が分かれば，死と笑いを了解的に関係づけることができる．しかし，こういう事情が何も見出せないならば，脳の原因による精神病があるとして説明しなければならない．

　検査される患者の精神状態は，その人の今までの生活，今の状況，遭遇した事件から了解されず，意味関連とか文脈とかが断絶しているならば，身体的原因による精神病であろう．統合失調症や躁うつ病ではこの文脈が断たれるのである．

治療の絶望　ところで脳病で精神病を起こすと，治癒しても多くの場合脳にきずを残すので，精神的に完全にはよくならないことが多いし，統合失調症のように未知の原因による，想像されただけの正体不明の脳病については，なおのこと治療は絶望であって，困る症状をおさえるだけで病気のなりゆきにまかせるしかなかった．

　精神病でない多くの身体の病気についても，今日でもこのような状況に我々はあるのであって，困る症状，たとえば痛みをおさえながら自然治癒を待つのみである．病原菌による病気や外科手術で病原を除去できるものの外は，皆このような治癒をしているわけである．

　精神病については治療の絶望があり，**虚無主義**,ニヒリズムの時代であった．患者は看護され監禁されるだけで，あとはただ病気の運命的な経過に委ねられるのであり，困った症状を薬や看護で静めるだけで，あとは成り行きに任せるのみであった．

　診断によって躁うつ病と定まれば，経験上自然に治る可能性

が大きいと予後を定め（これからのちのことを予言する），統合失調症と診断すれば完全に治ることは一般に難しく，非常に運が悪ければ一生廃人となる可能性もあると予後を定めるだけであった．

フロイト　　世紀の変わり目にフロイト（1856～1939）が新しい説を立てた．フロイトの取扱う患者はそのころの精神医学の中心問題になっていたような，クレペリンの病因論の中心の重い精神病ではなく，**神経症**，**ヒステリー**など，それまでも精神的原因によるものと認められていた軽い精神障害であった．

神経症
ヒステリー

ブロイアー　　フロイトは先輩ブロイアー（1842～1925）がヒステリー患者，知らないうちに妙な行動をして，あとで覚えがない患者の身の上の悩みの種をみつけて，その悩みを解決させて治す煙突掃除なる治療法に感心し，パリに遊学（1885～86）して，ヒステリーや

シャルコー　催眠術を熱心に研究しているシャルコー（1825～93）に刺激されて，ヒステリー患者によって自分の説を展開させた．

すなわち体ないし脳の病気によるのではないが，そうすなおには了解しにくい領域の精神障害であるヒステリーを研究したのであった．これは理由のない不安状態や体の病気によらない体の機能障害の患者である．このような状態のときに働いている心の模様が意識されているとは限らないこと，無意識の心の活動があるということは，この時代の「心とは意識である」という考えに対して革命的であった．今の理由のない不安は，意識されるものの中に留まっ

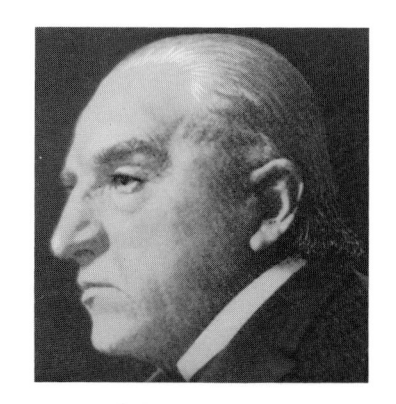

2-32.　シャルコー

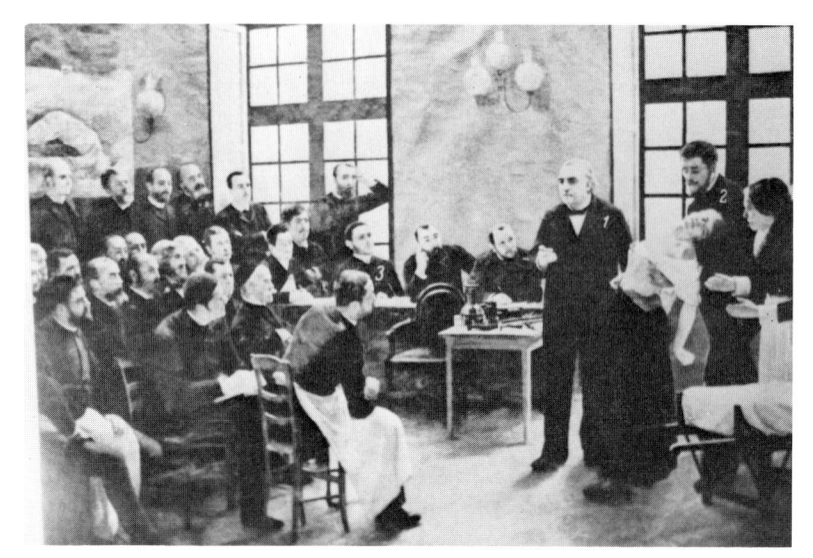

2-33. シャルコーのヒステリー患者の臨床講義
フロイトもこういう席に居たのであろう．

ていれば了解されないが，無意識の心の活動を持ってくれば了解されるのである．

　人が欲望を起こしても，それを実現しようとすると社会の掟に反するならば，我慢するしかない．そうするといらいらして苦しくなるとか，掟にあまり反しないように変えて，八つ当りでもして一応満足するというような道程で欲望を発散させるのであるが，この道程を無意識の中へ持ってきて，この欲求の不満は無意識の中で理由のない不安とかえられて意識の中へ持って来られ，八つ当りは無意識に形を変えられ，別の形にした欲望の発散となるのであって，これがヒステリーの症状である．この症状発生の道程は無意識の中で行われるために，一見理由がわからないが，無意識の中の道程を仮定すれば理由がわかり，文脈がつくのである．

精神分析　　フロイトは患者の生活と不安やヒステリーの症状から，隠れ

ている無意識の欲望を推測し，これをはっきり意識させればヒステリーは治るとし，この方法を**精神分析**と名づけた．一般に無意識の欲望の本源は性的なものであって，幼児にもそういうものがあり，幼児の欲望と社会の掟との争いがヒステリーの主な原因であるとした．これは了解を無意識の中にまで拡げたものであって，こういう無意

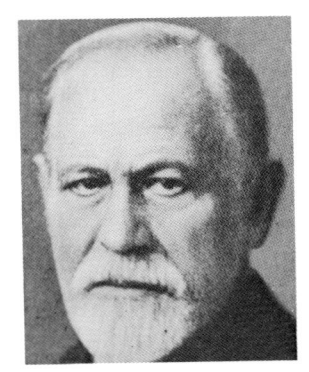

2-34. フロイト

識の中の欲望があれば，無意識の心の中でそれが働いて，こういうものから了解されるようにヒステリー症状が起こって来るのである．

　精神分析では無意識の中のものは，平生もただじっとしていることはできずに，それと気づかれぬように言葉のはしや，何気ない行動や，夢の中に姿をかえて現われるものであり，著しければヒステリー，ノイローゼとして現われるのであるから，この現われたものと生活史の中の種々の出来事と，人間の本性とを比較検討して，無意識の心を推測する．

　生活史の中のトラブルを調べ尽くしても何も見つからないと，ついに幼児性欲の不満にまで遡る．これは普遍的に存在するはずのものであるから，何でもここに行きついてしまうことになる．

フロイトの仮説

　フロイトの説は大胆な仮定であり，了解される因果関係を勝手に作り出せるというあいまいさがあり，幼児にも性欲があるという，その時代の清純な幼児(おさなご)のイメージに反することのためと，あらゆる人間の高尚ないとなみ，学問，芸術，宗教も性欲の姿をかえた，ヒステリーなみのものにしてしまう冒瀆のため

に攻撃を受けた．

　すなわち性欲はそのまま発散すると叱られるので，誉められるようなものに変えて発散されるのであり，それが学問，芸術なのである，というのは怪しからぬというのである．この方法で行けば統合失調症でも脳病でも幼児性欲の抑圧にまでこじつけられるので，精神分析で治ることになる．

治療の希望　　フロイトの精神分析からは二つの大きな影響が出てきた．その一つは治療の虚無主義が克服されそうな見込みであり，もう一つは人間の根本的な存在様式は何であるかということから，
人間学　　この根本的なあり方が変えられて精神病になるという**人間学的**な見方による精神病の発生ないし精神症状の由来を論ずる見方の発展である．

　フロイトは，人間は根本的には性欲的存在であるとし，それがうまく発展しないで曲げられると神経症やヒステリーになると考えた．それでいわゆる内因性精神病の発生もその症状も，了解不能，不可解なものではなく，精神分析的に意味が分かり，治療までもできるのではあるまいか．フロイトは統合失調症をもちろん意味づけることはできたが，ヒステリーのように治すことはできなかった．

幻の身体病
幻の無意識　　ドイツでは20世紀の前半には精神分析の反対者と同調者とは互いに協調することなく，対立して論争していたが，よく考えてみればクレペリンも幻の身体病の上に立っているのであり，フロイトも幻の無意識の上に立っているのである．スイスのブロイラーはこの二つをうまく折衷させて統合失調症という名称を作り，この精神病のときに現われることは，恐らく脳病によって，統合された人間の心の分裂が生じ，無意識の中から統合されない心の働きが自動的に意識の中に侵入して来るのであって，それが幻覚や妄想など奇妙な症状なのであると解した．

自閉	しかしブロイラーのこれより重要な考えは**自閉**であって，この見解はすでにカントも示したものであるが，自分の世界に閉じこもって外の世界を顧みない精神活動が起こるのであり，統合失調症の患者が周囲と心のつながりがないこと，周囲にそぐわない妙なことをやること，自分の幻の世界に耽(ふけ)ることなどの特徴は，皆この自閉の観点から見える．患者の人間としての根本的なあり方は自閉という観念で解されることになったのは，現代の人間学的な見方の源を作ったものであり，また自閉は脳の病気から起ったのではなく，周囲の人が患者を疎外して心の連絡がとれないようにしてしまったのだと解すれば，一層今日的に聞こえるようになり，統合失調症も精神的原因で起こってきたものと解することができるようになる．
マイヤー	アメリカではマイヤーがもともとクレペリンに反対の立場を取った．ノイマンの単一精神病の説では，あらゆる原因で一定の経過をとる一つの精神病が起こるのであったが，マイヤーの説では生活史の中のあらゆるストレスが積もり積もって何かの形の精神病が反応として起こることになるのである．すなわちノイマンは身体的原因に，マイヤーは精神的原因に偏った．
ストレス	マイヤーのいうストレスは精神的なものも身体的なものもいうので，生活史上のあらゆるトラブルや体の病気がストレスになるのである．マイヤーはあらゆるストレスをくまなく取り上げるので，どの患者についても同じような平板なものになってしまうのに反して，フロイトの特別の根本的な精神的原因による解釈は劇的で印象深いため，マイヤー以後のアメリカ人はマイヤーを尊敬しつつも実りのないものとして敬遠し，フロイト
人間関係説	にとびついてしまった観がある．ただし幼児性欲説を修正して，幼児の母子間の人間関係の途絶を精神障害の出現に重要視するので，何でもここに原因を持って来てしまう．

学問はいつも動いていて，どこに過去の死んだものがあるのか，過去のものがまだ生き続けているのか，本当に現在のものは何か，未来はどうなって行くのか，はっきり定められない．カントの古い考えはブロイラーや現代の人間学の見解と共通するものであるし，ノイマンの古い単一精

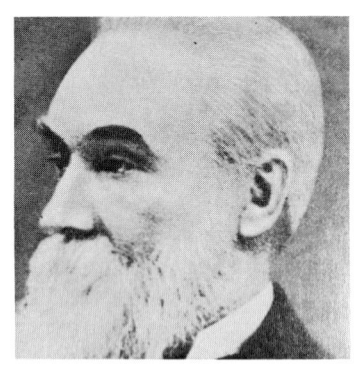

2-35.　ジャクソン

ジャクソン層理論

神病観は，イギリスのジャクソン（1835〜1911）のダーウィンの進化論と結びついて，精神症状の発達段階の**層構造**における退化解体過程として復活する．

　すなわち精神病では上層の高等な，進化した働きが失われて，次第に下層の原始的な働きが露出してくるのであって，精神病になると現実の社会への適応性が失われて，残っている原始的な健康な部分の生活が，奇妙な症状の出現，混乱，痴呆（認知症）として現れるのであり，また夢は健康人におけるジャクソン的退化の現れであるから，夢と精神病とを同列に置くこともでき，フロイトが夢の解釈からトラブルの原因を見つけ出すことができるという説とも相通じる．

　精神分析の性発達の理論でも，幼児の自己に向けられた性愛の状態への退化が統合失調症の自閉に当たるわけである．人間は元来性的な存在であり，あるいは社会の中に生きる存在であるが，他者に向けられるべき性愛が幼児のように自己に向けられた段階に落ち，あるいは社会の中で他人と共にあるべき存在なのに，他人との交りが断たれた状態に陥ったとき，そういう人間が生活すれば，その生活の有様は統合失調症といわれるもの

なのである．

ウェルニッケの機械論　ウェルニッケの**機械論**，すなわち脳の各部分にそれぞれ異った機能が宿っていて，その働き，連絡，共同作業の故障によって精神病を解する説は時代おくれのように見えるが，コンピューターや生理学的動物実験による脳機能の検査は，この機械論に貢献するところが大きい．

　また**層理論**とも結びつけられ，機械論的な障害の時に現われる現象は，層理論で説明できるものであって，失語の際に用いられなくなる言葉は高等な情報伝達に用いる場合であり，下等な感情表現には同じ言葉をうまく使いうるのである．

　また精神分析にも機械論が入っていて，ノイローゼの時に現れる症状は隠れたトラブルが十数個のメカニズム（機械仕掛）のどれか一つを働かすことによって発散されるのであり，人間がどうにもならない運命のいたずらで，のっぴきならぬ状況に追いつめられたとき，その原因を外に求めて神のおためし，思召しによると考えるのは，心を軽くするためと解すれば了解できるし，外部に自分を迫害する人がいるせいと解すれば精神病の迫害妄想であるが，これも妄想によって心が軽くなるものとすれば，健康者における神の発明と同じように，了解できるものである．

　精神分析では心内の悩みを軽くするために外に投射して外からされるものとするのは，人間の心に元来具わっている投射機構によるのだと解するのであって，これも人間の心の機械仕掛を考えるのである．人からいじめられると憤慨して乱暴するのは了解されるということを，いじめられる苦しさを紛らすために爆発暴行という機構を用いるというのである．

フランス　フランスでは19世紀の初めから精神医学が他国に先駆けて発達して，精神病の種類をうつ，躁，妄(デリール)（一つのことについての

妄，多くのことについての妄)，**錯乱**(思考力によってまとまりをつけることができないもの)，**痴呆**(**認知症**)というように分けて，これらが単独か混乱して現れるものと考えて，単一妄想のあるうつ，全般的妄想のある躁というようにした．それからひとつの，特異な症状が目立って他の点では正常にみえる**狂**を分けて，偏執狂（妄想），詮索狂（強迫），放火狂（衝動）の如き形のものを何十と作り，それぞれ一つの精神病とした．

　クレペリンの体系はフランスに取り入れられたものの以前からの病名も今でも残っていて用いられ，躁病，うつ病，周期性精神病，(躁，うつ，統合失調症いずれもここに入りうる)，急性妄想病，慢性妄想病，慢性幻覚性精神病，錯乱夢幻精神病などといわれ，各精神病を原因によって分けずに症状によって分けるのであるが，よく考えてみると原因といっても架空のものであるようでもあり，治療といっても原因的治療はあまりなくて，症状をおさえるだけのことであるから，フランスで現代の精神病の薬が見出され，各種のものが作り出されているのを見ると，却って症状的に見る方が勝（まさ）っているのかもしれない．

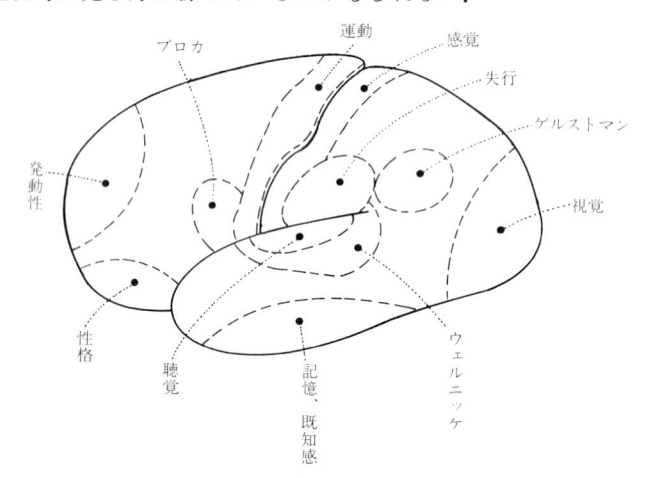

2-36．大脳表面の機能局在

3

精神病の手本
（梅毒性全身麻痺性精神病）

梅毒性精神病　　今まで生活がうまくいっていた中年の男に種々の故障が起こってくる．仕事がうまくいかず間違をしても気がつかないでいる，疲れ易い，忘れっぽい，よく眠れない，怒りっぽい，涙もろいなどという故障が現れてくる．本人は別に気にしないが，周囲の人はこれは過労の結果であろうと思っている．

　　しかしこれが梅毒性慢性脳炎-脳膜炎，全身麻痺性精神病，麻痺性痴呆，進行性麻痺という致命的な精神病の初期であることがあって，何ヵ月かこの状態が続き，これについて**誇大妄想**　　**誇大妄想的興奮**が起こり，自分は神であり，この世は天国であり，自分はあらゆる人間を救済する使命を帯びているという幸福感にひたって，夜もろくに寝ずに人に説いてまわるのは，元来高尚な心の持ち主なのであろう．

　　精神病になると下層にひそんでいる元来の心の持ち方が現われるものなのである．普通の俗人はもっと下等な妄想を持ち，妾を100人，自動車を1,000台，金を100億円持っているからお前にも分けてやろうと，政治家のような大きなことをいう．この**知能低下**　　時期になると，はっきりと**知能低下**が現れ，金の計算もまちがえるようになる．間違った考え（**妄想**）を正しい事実と思っているという点で大きな考えちがいがあるが，これは知能が低く

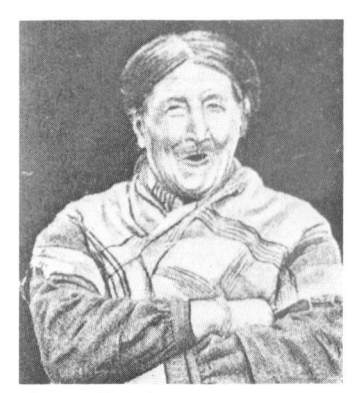

3-1. 誇大妄想のある愉快な進行麻痺(レヴィ-ヴァランスィから)

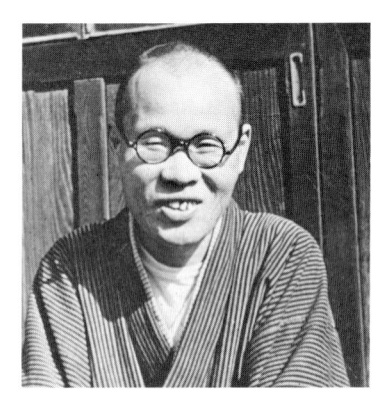

3-2. 進行麻痺の上機嫌な顔

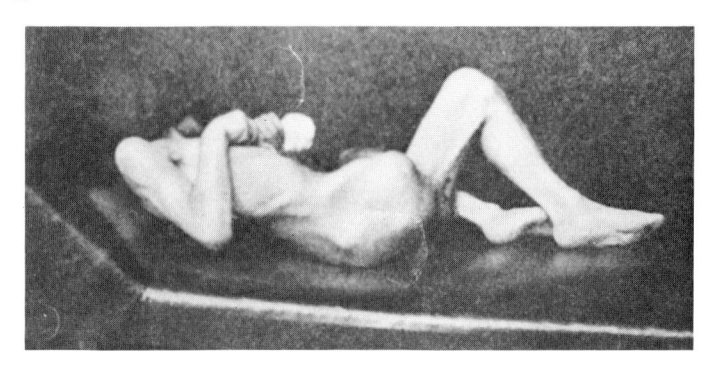

3-3. 末期の痩せ衰えた進行麻痺患者(クレペリンから)

なったせいだけとは限らない．

痴呆（認知症） そのうちに知能の低下が著しくなって，いかにも愚かになり，**痴呆（認知症）**になって100円以下の勘定もできなくなるが，病人自身は満足して健康と感じ，何でもできるつもりでいて，

病識 やってまちがえても気にしない．即ち自分が病気であることを知らない（**病識**がない，現実検討がない）．

病人はますます愚かになり諸能力が衰え，その上体の方々に麻痺が起こり，ひどい廃人の状態になっても幸福で健康と感じ

る．体は恐しいほど衰弱して生きた屍となり，病気のはじめから数年で死亡する．

梅毒がヨーロッパにもたらされたのはコロンブスがアメリカを発見してからであって，そのころは梅毒は皮膚病であった．このような精神病が見つかったのは，1798年にロンドンのベドラム精神病院の薬剤師ハスラムが初めてこの特徴的な病像を記載したことに始まるといわれる．

ハスラム

この原因は過労や奔放な情欲のせいにされていたが，19世紀の初めにフランスのベール（1799～1858）によって脳に変化があることが分かり，19世紀の中頃には梅毒によるらしいということになり，この精神病の病人に梅毒を更に感染させうるか否かという人体実験を行った人もあった（一度梅毒にかかっている人にはそれ以上に感染せしめられない）．

ベール

梅毒のある人のみがこの精神病にかかるということは，1906年にワッセルマン反応が梅毒の診断を確実にしてからはじめて証明されたことで，この反応のできる前には梅毒性精神病でない人までそうとされていたのであった．しかし，体のどこかに梅毒の病原体が居て，脳には慢性脳炎があって脳がこわれて萎縮しているのに（痴呆（認知症）はこのためである）．脳の中には梅毒の病原体がどうしても見つからなかった．それで脳の病変は体の梅毒によって何か有害物ができ，それが脳に働いて炎症を起こし，破壊，萎縮を起こすのだと考えられたが，1913年に野口英世が根気よく探して，ついに脳の中に梅毒の病原体を見つけた．

野口英世

大体この病原体は脳の前下のあたりにことにたくさん居る．そして脳のこのへんが侵されるとのんきな性質になる．脳は全体にわたって広くおかされ，神経細胞がこわれて代りに瘢痕組織ができ，皮膚なら「ひっつれ」になるようなもので，皮膚のひっつれはもう皮膚の役（汗や脂の分泌，体温調節）をなさな

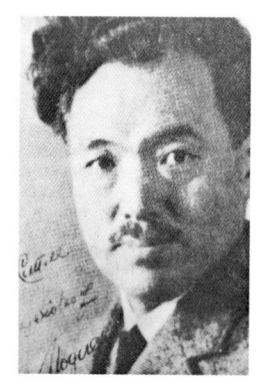

3-4. 野口英世

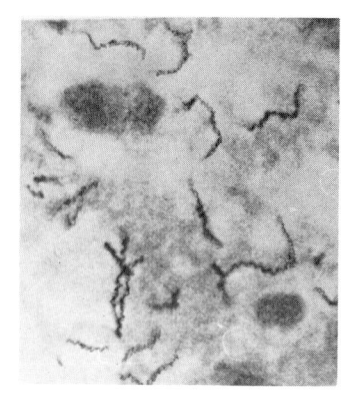

3-5. 脳の中の梅毒病源体
（クレペリンから）

くなるのと同じく，脳は精神作用がうまくできなくなり，痴呆（認知症）になる．

梅毒の治療　体の梅毒にはエールリヒ-秦のサルバルサン（1910）がよく効くのであるが，脳の梅毒にはきかない．サルバルサンは多くの他の薬と同じく，血液から脳に入って行かない．脳のような大切な器官には外からよけいな有害物が入らないようになっていることは，君主が堀や城壁で囲まれた城の中に住んでいるようなものである．サルバルサンも脳にとって有害物であるとして拒絶されるのである．この薬は化学療法のはしりの薬であったが，脳梅毒には無効であった．

ワーグナー・ヤウレッグ　ところがウィーンのワーグナー-ヤウレッグ（1857〜1940）が（以前から精神病患者が熱病にかかるとよくなることがあることに気づかれていたの

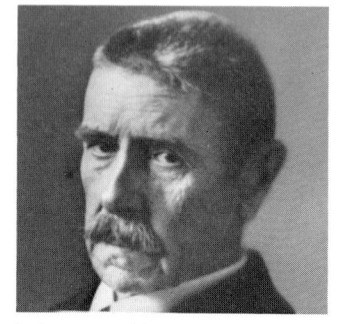

3-6. ワーグナー・ヤウレッグ

であるが）脳の梅毒の患者を伝染病性熱病にかからせれば治るだろうと思って，成功したのであった．

　人工的にかからせることも，治すこともできる伝染性熱病は，マラリアである．1917年に**マラリア療法**が完成し，それまでは致死的であった痴呆（認知症）性精神病が治せるようになったことは画期的なことであったので，1927年にノーベル賞が贈られた．

　ところが1939年に，カビから取った**ペニシリン**が脳の中に入り込んで，脳に侵入した梅毒の病原体を征服することになり，このペニシリンその他の抗生物質がやたらに用いられるようになったせいか，あの華々しかった精神病は殆んど姿を消してしまった．

　梅毒性精神病のこの短い歴史，医学とこの病気との戦いは，自然科学的医学の華々しい成果を示すものである．この病気の犠牲になった多くの人々の中には著名な人もあり，スメタナ，シューマン，モーパッサン，ニーチェはこの病気に倒れたが，熱療法が行われていたならば助かって，その精神的活動も続けられたであろう．

　華々しい成果をあげた脳梅毒の研究が精神医学で重きをなし

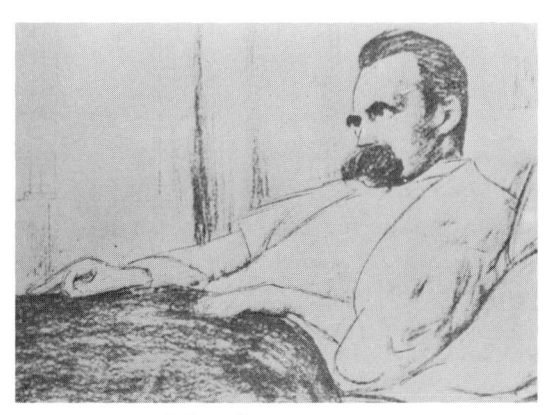

3-7. 病めるニーチェ

たのは，自然科学的な精神医学の研究目標のほぼ理想的な達成のためである．精神病は一つでなく，それぞれ特殊の原因を持ち，特殊の脳の変化，特殊の精神症状，特殊の経過を示し，特殊の治療法で治るというような個々別々の精神病に分たれるべ

疾患単位 きであって，こういう**疾患単位**を定めることが理想であり，脳梅毒はほぼこの原則にあてはまりそうである．すなわち，梅毒病原体の侵入，慢性脳炎，誇大妄想と興奮，数年で痴呆（認知症），衰弱のため死亡，マラリア療法で治癒するという特徴である．他にもこのような疾患単位を設定できることが望ましい．

　クレペリンが早発性痴呆と躁うつ病という2つの形の精神病を設定して，それぞれ一つの単位疾患の如きものを定めたもの，この理念に導かれたためであった．

慢性梅毒性脳炎の精神病

進行麻痺　52歳の大きな農家の主人，元来元気な活動家で，村会議員などもしたことがあり，2～3ヵ月前から少々調子がおかしく，寝つきが悪くなり，食欲が減り，家人は仕事が忙しくて疲れたのだと思っていた．農協への金の払込みを忘れたり，豚小屋の戸を締め忘れたり，耕耘機に燃料を入れるのを忘れて，動かなくなったと騒いだりしたこともあった．

人格の変化　もともと礼儀正しい人であったのに，村長や寺の住職に会っても挨拶もしないということもあるようになりいぶか

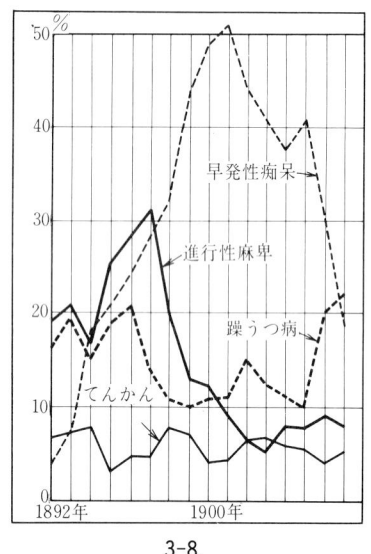

3-8.
診断基準のちがいにより病気の種類は年によって非常にちがってくる．

られた．そのうち，いまある機械はもう古くなってだめだからと，町へ行って大きなバインダーを3台も買う契約をしてきたので，家人が驚いて病院へ連れて来た．

　診察室では落ちつきがなく，無遠慮で，多弁で，立ったり坐ったり，煙草を吸って灰をまき散らしたり，看護婦の肩に手をかけたりし，顔にしまりがない．この病院は古くさいから建て直しなさい，費用は私が寄付するという．自分の持っている山がたくさんあるので，そこを切り開いて別荘地にし，交通を便利にするためにトンネルを掘るから東京と一気に往復できるのだという．家人は夢のような話をして大金持になったようなことをいうので困るとのことである．

つまずき
ことば　1,000円から265円差し引くといくらという問題は3回やりなおしても間違っていて，何円から何円引くのか，分らなくなってしまう．ラリルレロ・パピプペポといわせると，ラリリレレロ・パパププペポという（**つまづきことば，言語蹉跌**）．瞳孔に光を入れても，小さくならない．字を書かせると手がふるえる（**麻痺**）．脳脊髄液を採ってみると白血球と蛋白質が増加しており，梅毒反応が出る（**進行性麻痺**）．

転帰　これは脳の梅毒で，**麻痺性痴呆，進行性麻痺**と診断される．昔なら速かに進行して暴れたり騒いだりしてひどく興奮するようになり，次第にますますばかばかしいことをいうようになり，まとまりがなくなり，ついに運動も麻痺し全身が衰弱して死亡してしまうのであるが，今日ではほぼ完全に治る．

　早期に発見して治療すればほぼ完全に治るが，痴呆（認知症）が目につくようになってからでは，梅毒は治っても痴呆（認知症）が完全に治ることはまずない（脳炎によって破壊した神経細胞や線維は回復しないので）．

疑問　しかし，脳の梅毒にも解決のできない問題がいくらも残っている．梅毒患者の4％しか脳梅毒にならないのはなぜか．精神症状から診断が可能とはいえない（ワッセルマン反応が発見されてから脳梅毒という診断は激減した．すなわち誤診が多かっ

たのである）のではないか．

　梅毒の初期硬結ができる初めの3週間，皮膚発疹のできる3ヵ月間，内臓や脳に血管炎やゴム腫のできる3年の間は，脳が少し侵されることもあるが，これはサルバルサンで治るのに，第4期梅毒，すなわち3年以後になっておこる進行性麻痺は，もうこの治療では治らないのはなぜか．

　脳の変化から精神症状は説明しうるとは限らない．ある患者は憂うつになり，ある患者はひどく暴れ，ある患者は何のこともなくぼけるだけで必ずしものんきな誇大妄想を持つとは限らないのは何故か．せいぜい平生　心の高尚な人は　高潔な内容の誇大妄想，俗っぽい人は下品な内容の誇大妄想を起こす傾向があるようだ，くらいのことしかいえない．

脳と精神症状との関連　脳の変化と精神症状の因果関係がはっきりしているのは次の2つのことである．

(1) 脳に急激な侵襲が加われば意識がくもるか，気が遠くなる（意識混濁，意識喪失）．
(2) 脳が広くこわれれば認知症になる．
(3) (1)(2)に至らない程度の脳の侵襲では，あらゆる精神症状が現れうるが，これらは回復可能である．

　従って脳が侵襲を受けたときに統合失調症の症状が現れることがあり，この症状はまた消失することもあるのである．これは統合失調症とはいわない．**脳病の分裂性(統合失調性)症状**という．

　以上のようなわけで梅毒性の精神病に特有な精神症状というものはない．大体，やはり単一精神病と同じような経過を示す．それ故，しばらく前までは，統合失調症，躁うつ病と診断しても，精神症状だけによる診断は誤診を伴いがちなので，念のために髄液のワッセルマン検査を行なったものである．そうすると，脳の梅毒と思えなかった患者の中に時々脳の梅毒がみつか

ったものである．また典型的な脳の梅毒にマラリア療法を行って治したあとで，統合失調症そっくりになることもあった．

　今日では脳の梅毒が激減したのでこういうことをいちいち考えなくてもよい．脳の梅毒が減ったのは抗生物質のせいか，生活状態の文明化によるのかは分からない．以前は進行性麻痺は文明国に多く，未開国には梅毒は多くても脳へくるものはまれであった．

　梅毒性精神病を手本にして，統合失調症と躁うつ病の基礎となる身体病が探索され，クレペリンは代謝障害を仮定した．今日では神経細胞間の興奮伝達物質に病原があるとされるが，これもやはり一種の代謝障害である．

エイズ精神病　　今後流行するかもしれない新しい性病としてエイズ，後天性免疫不全性精神病がある．この病原体は神経組織をもおかすので，神経痛，頭痛，意識障害を来たすし，免疫不全により，平生病源性の少ない病原体が活動して（日和見感染），脳炎，脳膜炎をおこし，そのための精神病的症状（外因性反応）を呈させることもあろう．不治の難病にかかったという不安，絶望から心因反応がおこることがある．これらの症状については4 6で述べられる．今のところエイズ精神病には治療法がない．梅毒性精神病にはワーグナー・ヤウレッグの熱療法が有効であった（1917，1927ノーベル賞）．エイズ精神病には無効か否かは未知である．はじめは隔日に高熱が出るマラリアに罹らせたが，淋やチフスのワクチンの静注による発熱でもよい．

（注）　脳の梅毒には実は2種あり，梅毒に感染して3週間位で菌の侵入個所とその近くのリンパ腺に硬い無痛の硬結（第1期），潰瘍，3ヶ月で全身の皮膚の方々に赤黒い発疹（第2期），3年で全身の骨や内臓にゴム腫と血管炎（第3期），4，5年以後脳脊髄の慢性炎と破壊（第4期），第2，3．4期には脳膜，血管が侵されて末梢神経の麻痺，第4期には慢性脳-脳膜炎で，これが進行性麻痺と脊髄癆，第3

期まではサルバルサンが有効，この章では進行麻痺が脳の梅毒として述べられ，脳梅毒とは正しくは第3期のものまでをいう．

プリオン病　プリオン病である海綿状脳症はニューギニアの食人族に羊のスクレーピー病が伝染したもの，人の筋や脳の生食からも感染，これをクールー病といい，病原体はプリオンという自己増殖する蛋白であって，エイズウィルスより簡単な病原体で，これにより脳が海綿様に破壊される．プリオンとは蛋白性伝染性小体，プロテイネーシャス・インフェクシャス・パーティクルである．人間の脳ではクロイツフェルト-ヤコブ病といわれて，神経麻痺と認知症をおこす．

　日本では今のところ狂牛病といわれているが，牛にも感染して，それが人間に感染する．クールーとは震えること．

　プリオンは核酸遺伝子構成の蛋白が突然変異のようにちがったものとなり，これがプリオンで次々と健常核酸をプリオン化してゆく．在来の消毒法は無効（プルシナー，1997ノーベル賞）．

4

脳-身体病に基づく精神病
（器質性精神病）

器質性精神病
急性-意識
慢性-知能

脳自体の病気（退行変性，腫瘍，脳炎）や脳もおかされる体の病気（血行障害，中毒，伝染病，炎）で，**急性**に，多くは可逆的に一時的に脳がおかされると**意識**を失い（気が遠くなる），**慢性**に，不可逆的に脳が広く毀れると，**知能**（あたまのよさ）が低くなる．

認知症
精神遅滞

一旦高くなった知能が広く低くなるのは**認知症**といい，はじめから知能が高くならないのは**精神遅滞**（重度，中等度，軽度に分ける）という．

あたまが悪くなる，知能が低くなる，知的な活動ができなくなるというのは，問題を解決する能力や，矛盾のない考え方や，正しい判断（事物の間の関係を正しく知る）をする能力が減ることであるが，同時にほんの手近なもの以外への関心が減り，あるいは関心が狭くなるというように，知的なもの以外の欠陥も加わる．

記憶

記憶力のよさと知能の高さとは直接関係するとは限らないが，多くの場合，認知症では記憶力もおかされる．

記憶とは新しい経験を覚え込み，貯えておき，必要に応じてそれを取り出すことであるが，記憶障害の場合には遠い過去のことは比較的よく思い出せるのに近い過去のことは忘れられる

記銘力	ので，これを覚え込む力が減る，**記銘力**が減るという．
作話	こうして生じた記憶の隙間を，患者はありもしない作り話で埋め（**作話**），何ヵ月も入院したままの患者が，さっき町へ散歩にいってきたといって，そのときの町の様子まで語る．このでたらめは，妄想のように長く保持されることはなく，すぐ忘れ去られてしまう．
見当識喪失 （失見当識）	こういう患者は今の事態が分からず，自分が今どこにいるのか，今どういう時間の中で生活しているか分らず，ここはどこか，いまは何月何日何時なのか，朝飯をたべたか，という問いに答えられず，でたらめをいう．これは場所的，時間的に見当づけができない，**見当識を失っている**（**失見当識**）といわれる．
コルサコフ 症状群	そして記銘力の減退，見当識喪失，作話とそろっていれば，**コルサコフ症状群**という．こういう状態は急性脳侵襲で軽い意識のくもりのある時にも見られる．意識が曇ってまわりのことがよく認識されないからである．
老年痴呆 （認知症）	このような記憶障害は健康な老人にも多かれ少なかれある．**老年認知症**となると知能低下が著しい上に記憶障害も著しい．老人は年をとるとともに脳に老年性萎縮（神経組織がこわれる）を起こしてくるもので，脳の精神活動のもととなる神経細胞と線維がこわれて減ってしまうので，それが知能低下や記憶力減退として見えてくるのである．
アルツハイ マー病	初老期に急激に著しい老年性認知症が起こるのを**アルツハイマー**（1864～1915）**病**といい，神経組織内の沈着物の塊や，神経線維の中にある細い原線維がふくれて太くなるというような変化がたくさん起こるが，老年痴呆（認知症）にも多かれ少なかれこのような組織変化があるので，老年痴呆（認知症）とアルツハイマー病とは性質が同じものと見られるため，**アルツハイマー型の痴呆**（認知症）と呼び，老年になって脳の細い動脈の硬化をたくさん起こ
アルツハイマ ー型認知症	

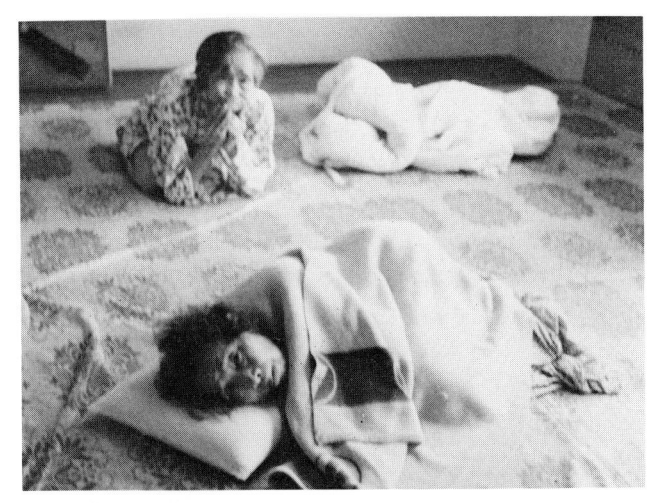

4-1. 老年で認知症になった患者は結局精神病院に委ねられる

し，血が通れなくなって脳の実質に多数のこまかい組織の壊死（梗塞）ができたために神経細胞が著しく減って認知症になるのを**多発梗塞性痴呆**という．この後者は，もう少し大きな動脈に同様の変化がおこれば卒中に当たるものである．

多発梗塞性痴呆

性格の極端化　これらの場合，患者が何の心配もなくのんきか，愉快であるか，ぼんやりしているか，怒りっぽい

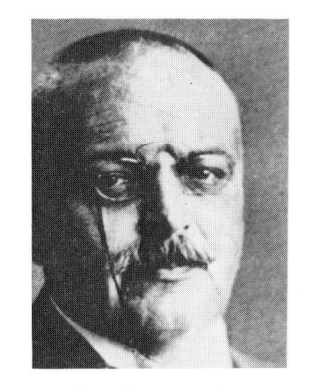

4-2. アルツハイマー

か，不安であるかは，患者の元来の性格の**極端化**と思える（ブレーキが緩んで元来の人柄がむき出しになる）こともあり，脳の侵され場所にもより，生活状況から了解されることもある．

すなわち物質的に解される部分と，了解的に解される部分とある．物質的に解すれば忘れるとか痴呆になるとかは，脳の神経組織の破壊による神経物質の減少により，了解的にいえば，

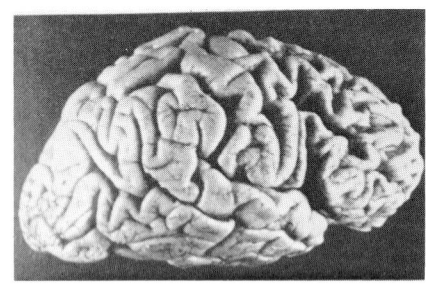

4-3A. 萎縮の著しい脳（ことに前方）

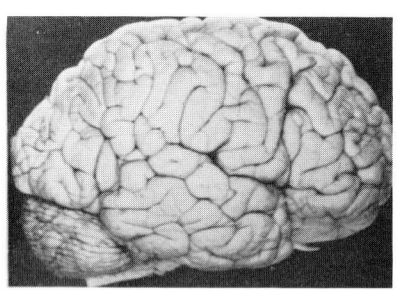

4-3B. 正常の脳

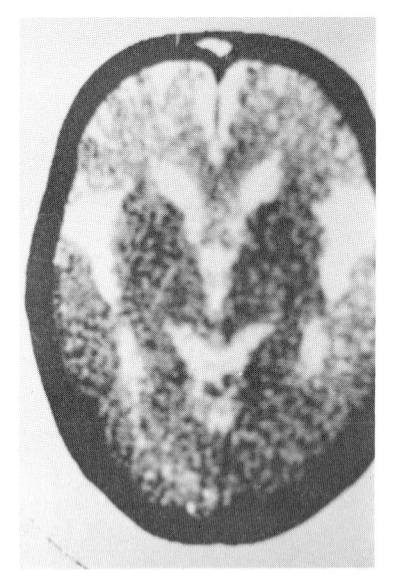

4-4. 老人性脳萎縮のCT像
上は前頭葉．周囲の黒い環は頭蓋骨，前方及び側方の白い所が脳実質が萎縮している所．

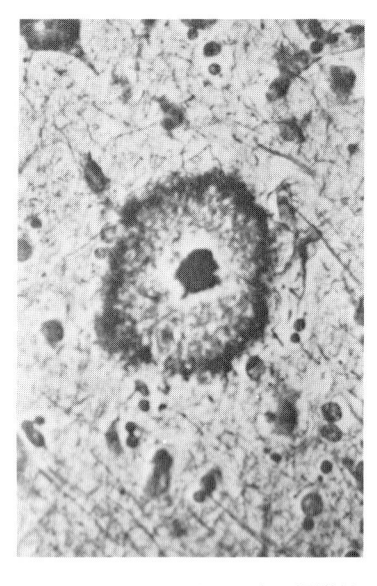

4-4. アルツハイマー病の顕微鏡拡大像
大脳皮質内にこのようなもの（アミロイド沈着巣）が点々と多数にある．周囲の所々にある太い直線は神経原線織で元来は甚だ細いものである．

老人が認知症になるのは死の接近を気づかないようにするためで，新しい過去を忘れ，古い過去のみに生きるのは，死の不安から目をそむけるための合目的的な態度であるということになる（人間学的解釈）．

認知症の程度と脳萎縮の程度とはかなり平行するが，必ずしもうまく対応せず，活発に精神活動を続けている人の方が，脳に萎縮があっても認知症の度合いが軽いようである．

病識欠如　多くの認知症患者は自分の欠点，能力の喪失を自覚せず，自己の状態を批判的に眺めることもできない．この自己洞察の喪失を**病識欠如**という．

感情失禁　脳の老年性破壊や血管性破壊の初期には，ちょっとしたきっかけで激しい感情の動きが現われ，老人が30年も前に死んだ息子の話になると急に泣き出すが，またじきにそれがおさまる，というような反応を示す．これを**感情失禁**といい，感情の突発にブレーキをかけられないことになる．

老年痴呆（認知症）

　73歳の老人，楽隠居で何の苦労もなく暮らしていたが，このごろ散歩に出て帰れなくなって近所の人に家まで連れてこられたり，知人の顔もまちがえたりし，夜中に起き出して，うろうろ歩きまわったり，とりとめのないことをいったり（**夜間せん妄**）するようになったので，病院へ連れて来られた．

夜間せん妄

　今いる場所を尋ねると，今は大正10年で，ここは兵営であり，自分は25歳であるという．妻の名を思い出せず，子供の数をまちがえる．同室の患者とは普通につきあうが姓名を全く覚えない．ときどき会う医者には，その都度初対面のように挨拶する．戸棚から自分の持ち物の包みをしじゅう取り出して，ほどいて，また包みなおす．その中には古い手紙や切符が大切にしまってあり，郷里へ戻るときに使うのだという．ときどきしまい忘れたものがあると，なくなった，誰かにとられたといって騒ぎ立てる．五つの品物を見せて隠し，今何があ

ったかと尋ねると，一つしかいえない．

諸脳病　　　脳組織の減少は梅毒性脳炎でも，認知症でも，**頭部外傷**で
毒素　　　脳がこわれる場合にも，**毒素**（外から来た酒，水銀，一酸化炭
脳炎　　　素，体内の病的代謝物による尿毒症）で脳に変性が起こる場合
血行障害　　にも，種々の**脳炎**や**血行障害**（血液の酸素減少も）による脳破
壊の場合にも，いずれにしても同様の精神病をきたすのである．

　　　　　　脳組織の広汎な破壊は認知症，全般的な知能低下を生ずるが，
巣症状　　　脳の一部の破壊では部分的な知的低下，**巣症状**〔**運動麻痺，感**
失語　　　**覚麻痺，失語**（知能は低下せず，発音もでき，聾でないのに言
失行　　　葉をいったり，聞いて理解したりすることに故障が起こる），**失**
失認　　　**行**（運動麻痺はないのに簡単な動作がうまくできない），**失認**（物
性格変化　　は見えるのにその物が何だか分らない）〕と，**性格変化**（抑えが
きかない，鈍い，怒りっぽい，上きげん，憂うつ）が起こる．

　　　　　　脳組織の破壊の原因のいかんにより，病気はいろいろの速さ
で進み，ついに重い認知症となるが，急性の発病（外傷や1回の
出血）の後に病気の進行が停止して脳の破壊が進まないと，脳
欠陥　　　破壊の程度のいかんにより，種々の重さの永続的な**欠陥**（軽い
認知症と性格変化）を残す．

症状性精神病　　脳病では多かれ少なかれ脳の永続的な物質減少が起こるが，
脳それ自体の病気ではない体の病気の経過中にも，たとえば急
性伝染病や中毒や代謝病の場合に，脳が急激に，しかし回復可
能で可逆的に侵されるために，その体の病気の症状としての精
神病が現われる．これを**症状性精神病**という．

　　　　　　体の病気が治れば，脳の方も完全に治るので，症状性精神病
は完全に治るのが普通であるが，時としておかされた脳が完全
には治らず，多かれ少なかれ破壊されたままになることがある
ので，やはり知能が少し低下したり，性格が変ったりすること

がある．

　脳それ自体の病気でも，これが急性ならば，やはり急性に脳に侵襲が加わることになるので，症状性精神病が現れるが，この場合脳の慢性の破壊が著しく残ることが多いので，知能低下を来たし易い（脳出血のあとなど）．

　軽い脳侵襲のときの精神的障害，たとえば風邪をひいたときの気分の悪さ，根気のなさも症状性精神病ではあるが，このようなものは，普通，症状性精神病とはいわない．酒に酔っていい気持ちになるのも症状性精神病ではあるが，普通にはそういわないでおく．

動脈硬化性認知症（脳血管性認知症）

　67歳の男性，2年前突然意識を失い，2時間で回復したが，あとに軽い半身麻痺を残した．このごろ慢性の肺気腫性気管支炎と高血圧のため内科に入院中，夜中に起きだしてうろつきまわり，自宅に居るつもりで妻を呼び散歩に出るから服を出してくれといい，ベットに就けようとしても応じない．翌日はこのことをよく覚えておらず，看護婦がいじめたから騒いだのだという．

　この1～2年忘れっぽくなって仕事が十分できず，残念であると涙もろくなる．今の首相の名は思い出せないが，30年も前の閣僚の名は知っている．金の計算には正常者の倍ぐらいの時間を要し，10回も繰り返すと疲れてやめてしまう．話しにはあの，その，何といったらいいかというような，つなぎの言葉が多く，肝心の文句がすぐには出てこない．

外因性反応　　以前には症状性精神病の症状から，基となっている体の病気の種類まで推定しうると思ったが，脳の梅毒性精神病でも精神症状からは診断できないことが分かった．それ故，脳梅毒性精神病といっても，これはただ脳梅毒によって起った脳の病気のあらわれとしての精神病というだけのことで，チフス精神病(チフスとはギリシア語のテュフォス，霧のことであって，意識が

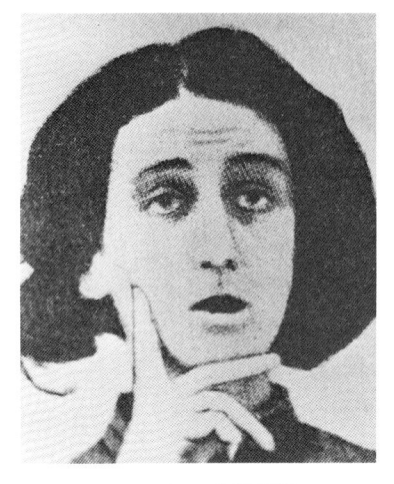

4-5. 軽い意識混濁
ぼんやりしてまわりのことがよく分からない．
（レヴィ-ヴァランスィから）

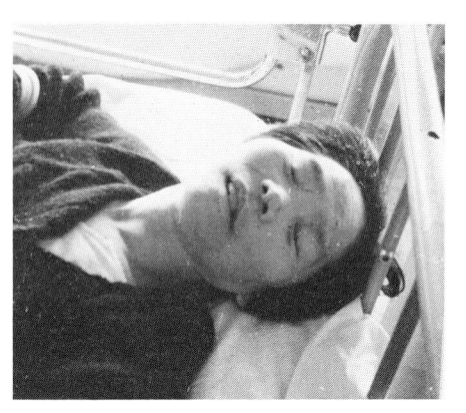

4-6. 重い意識混濁

霞んでぼんやりする，意識混濁があることから名づけられた）といってもチフスのとき起こった精神病で，意識が曇ってうわごとをいうが，この精神症状からチフスとは分らないのである．

ボンヘッファー　ボンヘッファー（1868-1948）は1908年に人間の脳は多数の急性の侵襲に対して，少数の数個の型の精神症状を以て反応するものであるとし，これは外部（身体の外や脳以外の内臓）から物質的作用が脳に働いて，脳がおかされることによって現れる精神状態，**外因性反応**であり，現れる数個の精神障害の形を**外因反応諸型**といった（せん妄，てんかん，もうろう状態，幻覚症，アメンチア——軽い意識混濁，認識困難とまとまりなさが自覚されて困惑）．

心因性反応　友達からばかにされたので，怒って殴りつけるというように軽蔑的な言葉の意味を解してそれに対して意味のある（了解できる）感情や行動を起こすことはやはり反応であるが，これは

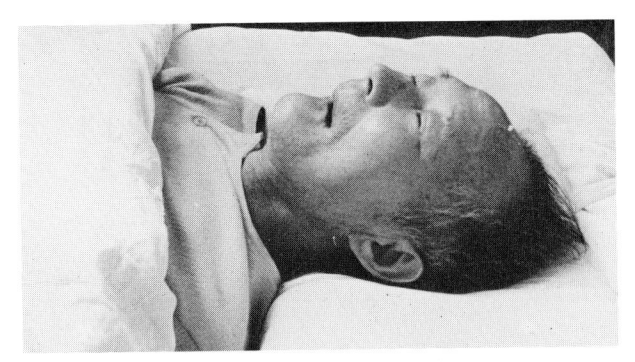

4-7. 意識喪失（昏睡）

心因性反応といい外因性反応とは別で，脳や体を引き合いに出せず心を引き合いに出すのである．

驚きは人に突然の危険が迫ったときの心因性反応の型であり，妬みは自分の欲していたものが自分でなく他人に与えられたときの心因性反応の型であり，これらの場合には原因となる動機と反応との間に了解性がある．

意識の曇り
意識清明
意識混濁
意識喪失

外因性反応の中心となるのは**意識の曇り**である．醒めていて現実のことがよく分って正気であるのを**意識清明**といい，気が薄れてよく分らなくなるのは**意識混濁**といい，気を失って何も分らなくなるのを**意識喪失**という．

はっきりしているものが，薄れて霞んでぼんやりし，ついになくなるというマイナスの状態とともに，現実と無関係の夢が現れ，うわごと（せん語）をいい，ねぼけて動きまわるというような，正気のときにはないものが現れるという，プラスの状態が組合わさって，いろいろの形の意識障害の形が作り出される．

せん妄

せん妄（多言乱語，まとまりのないことをたくさん喋る），あるいは**夢幻的錯乱**というと，意識が曇って，まわりのことがはっきり分らず，誤認し，自分の心の中だけの活動が周囲に存在する世界と思い，傍から見るとまとまりのないことをやり，う

わごとをいっている状態である．

妄語 うわごと，たわごと，**妄語**というのは，わけの分らないことをいうことで，まちがったこと，まとまりのないことが精神活動に**全般的**に見られるのはせん妄である．

妄想と錯乱 全般的にはまちがいがなく，まとまっていて，限られた点だけに判断（2つのものの間の関係を知ること）のひどいまちがいがあれば**妄想**という．まとまりのないこと，話しや行動のすじみちがばらばらなことを**錯乱**ともいう．

せん妄，デリリウムというラテン語で，デは外れる，リーラとは畦のことで，正道から外れるという意味であり，ドイツ語では意識が清明でありながら，限られた範囲の判断の誤りを固執するのを**妄想**といい，話しのすじみちが全体的にまとまりがなく，

妄想
支離滅裂 ばらばらであるのを**支離滅裂**（ツエルファーレン）といい，意識が曇っていて全体的に判断にも筋道にもまちがいがあるのを**せん妄**といい，この場合ま

散乱 とまりがない話をするのを**散乱**（インコヘレント）という．

フランスでは全部一緒にしてデリールといい，特にばらばら

錯乱 で筋道がないのを**錯乱**，コンフュージョンという．ドイツでは，意識清明で妄想や支離滅裂があれば**統合失調症**とし，意識が曇っていて幻覚，妄想のように見えるもの（幻覚，妄想という場合は意識清明でなければならないとする）や，散乱があればせん妄といい，この状態を外因性反応とするが，フランスではこれら全体がデリール（妄）であるから，妄想もせん妄もデリールと呼ばれ，外因性反応と統合失調症とはっきり区別されず，ことに前者を強調するときは錯乱，コンフュージョンという．殆どすべての症状性精神病では意識が曇っていて，現実の世界がはっきり認識できないと共に，夢幻の世界が現れて（幻覚と妄想）これが現実と思われる．

幻覚症 統合失調症では意識が曇っていないのに幻の世界が現れる

（現実の世界にないものも認識され，現実にないことも信じられる）が，症状性精神病では意識が曇っていて半ば睡っているような状態で夢をみているのである．時としてこの場合，意識が清明であるようなのに幻があることがある（**幻覚症**）．こうなると統合失調症と区別しにくい．また**急性統合失調症**では意識が曇っているように見えることもある．

<small>コルサコフ症状群　失見当識　作話</small>
　意識の曇りのあるときには，外界のことを覚え込めず（**記銘力がない**），自分がいまいる場所と，いまの時が分からず（**見当識がない**），その代りにありもしない作り話をし（**作話**），あとで正気に戻ったときに，意識が曇っていた間のことをはっきり
<small>健忘</small>　思い出せない（**健忘**）．

　これは脳破壊性認知症性精神病にある記憶障害のときの**コルサコフ症状群**と同じである．

妄　想

　ある貧しい家庭の息子が，私は王の落胤で，本当の父は王で今の父母は養父母であると突然いい出すようになり，この誤った判断を確信している．

支離滅裂

　私は花でラッパで，空から雪が降ってくる，きのうはきょう，あおもしろい，えみさんこっちへ来ませんか，なおも昔，昔，神様があったとさ………．

せん妄

　ああ，神様がみえる，何かおっしゃっているわ，私は女博士なんですって，だから何でもできます，お金もたくさんあります，さあ手をお出しなさい，皆あげます．花が咲いていて風が吹いてきて，さーっと消えてしまって，あらあそこに居るのはどなたかしらん，もしもし，ちょっと待って，神様，明りがみえます………．

脳が急性に侵襲を受ければ意識障害を起こし，脳が慢性に破壊されれば知能の低下を来たすことは脳侵襲の際の精神障害の法則となっている．これと並んでその背景にこれを飾るものとして，あるいは侵襲が軽くて意識混濁や認知症を来たさない位の程度のときに，あらゆる形の精神異常の形が加わりうる．

　心身の不調感，病気の心配（心気），不安，憂うつ，鈍感無為，興奮，幻覚，妄想，記憶力低下などである．これらはあとで全く消失しうる．

　身体ないし脳の病気による精神障害だと，これと指し示す特別の症状は意識障害と知能低下で，他の種々の精神障害はかなり著しい身体的な病気があるせいであろうとされる．それ故産褥期で身体的に相当まだ病的であるときに幻覚が現われれば，これは身体病の症状なのか，身体病と関係なしに統合失調症が起こったのか判定できず，しばらく経過を見るしかない．

転帰　症状性精神病の患者のなりゆきは，基礎となる身体の病気のなりゆきと重さに左右され，治療はもっぱら身体の病気の治療に向けられる．一般に意識障害の著しいような身体の病気は重いものであるのが常である．

　以上の精神病は症状性精神病，外因性反応型，身体的基礎のある精神病，器質性精神病，急性脳障害，身体病のときの脳症などといわれるものを全部包括したものである．

　急性脳障害で脳が一時的におかされて意識障害を起こしても，脳が回復すれば精神的に健全に戻りうるが，脳がおかされて完全に回復しないと慢性の脳破壊が多少とも残り，精神的に軽い知能低下ならびに性格（感情と意欲の起りぐあい）の変化を多少とも来たす．

症状性精神病の諸症例

風邪の患者．頭が重く，不快で，テレビを見る気もせず，本を見ても一頁も読まないのに頭に入らなくなり，ひどく疲れてしまい，眠っても夢が多く，一晩中うとうとしているような気がする．

内出血の患者．体が弱っているのに起き出し，帰宅するといいはるので困って抑えると，もがき，ここは牢屋で皆は私を監禁しておこうとするのだという．ここはどこか，今日は何日かと聞いても，でたらめをいって，自分勝手な無理な要求ばかりしている．

慢性アルコール中毒でせん妄をおこした患者．ときどき小さな人間がぞろぞろ出てきて気味が悪いと騒ぎ，この5日間入院して臥床しているのに，昨日は車で町の中を乗りまわして買物もしたという．

重い肺炎の患者．注射をしようとすると拒み，無理にしようとすると，腕をふり上げて，お前は俺を殺すのか，ここでは人殺しがある，隣りの部屋では人を殺して血を絞っている，血のしたたる音が聞えるという．

重い感冒の患者．皆が自分の噂をしてはやし立てているといって泣く．

低血糖性昏睡の患者．深い意識混濁時に片脚をバタバタと動かし，唇を尖らして乳房を吸うようにチュウチュウと吸う．

子宮外妊娠の患者．今雪が降っている，私は犬だから嚙みつくわといって，ベットからとび出した．

心臓弁膜症で血行不全を起こした患者．不安気にうろうろし，ここはどこかのあなぐらかしらん，そのへんにあるのはベッドではなくて墓石だ，夜になるとここは墓地になるという．

悪液質の娘．ゆうべ川の向うにとっくに死んだ母がいて，おいでおいでと招きました．行こうとしても足が動かなくて行けなかった．お母さんと呼んでいるうちに，母は遠ざかって行ってしまった．

肝性せん妄の患者．うわごとをいい，ああ梅ちゃん，魚を1匹，ごはん，5円，ここはどこ，きれいな花が，あした行きます……と喋り続ける．

依存，嗜癖　症状性精神病を楽しむという妙な場合があるが，これは化学物質の中に摂取により快感をおこすものがあるからであり，こ

のような物質をしばらく摂取し続けると摂取せずにおられなくなり，摂取しないと精神的に苦痛，身体的に機能障害を起こすようになり，この場合摂取により忽ち故障は消失する．この物質の摂取は精神的身体的に有害である．こういう摂取せずにいられない状態を**依存**，**嗜癖**といい，全体的な中毒精神病に含まれる．

急性アルコール中毒 　アルコールの場合には急性中毒と慢性中毒がある．**急性の中毒**では飲みはじめに快感，能力増進感があり，心のブレーキが緩んで平生なら抑えておいて，言ったり行ったりしないようなことを無遠慮に発表して，自分の正体，本音を表わし，喋り，暴れ，管(くだ)を巻き，前後不覚になり，意識障害を起こして眠りこけてしまい，醒めると二日酔で頭が重く不快である．前後不覚（意識混濁で自分が何をしているかも，周囲のことも分らない）のまま正しく自宅にたどりついて眠ってしまい，翌日正気に戻っても，どうやって帰ったか思い出せない（意識混濁で自分の状態が自覚されぬまま一応まとまった行動をして，あとで意識清明になったときに，混濁の間の行動を全く覚えていないのを**もうろう状態**という）．

もうろう状態

病的酩酊 　あまりたくさん飲まないのに突然もうろう状態となり，知らないうちに乱暴をはたらき，あとで正気になってから全く思い出せないのは**病的酩酊**といい，この場合犯罪的行動をすることがよくある．これを犯罪として処罰すべきか否かが問題になる．

慢性アルコール中毒 　飲酒習慣が長く続くと急性アルコール中毒を反復しているうちに**慢性アルコール中毒**（アルコール依存症）となり，家人の迷惑を顧みずに酒を飲むのに浪費し，意志薄弱で酒をやめられず，仕事をする根気はなくなり知的道徳的に衰える．こういう患者が酒を飲んだときに，手のふるえと共に著しい意識障害，幻覚，妄想を起こすこともある（**振戦せん妄**）．このほか意識障害

振戦せん妄

なしにやや慢性の記銘力減退，幻覚妄想状態，てんかんを起こすこともある．

麻薬中毒 　**麻薬中毒**（薬物依存）では陶然とした快感を味わうものであるが，酒よりも一層中断しにくく，健康も損なう．いずれも人工的精神病である．

　モルヒネ，ヘロイン，コカイン，大麻（マリファーナ），LSD（リゼルグ酸ジエチルアミド），シンナー（トルエン），ガソリンなどのほか，睡眠薬，覚醒剤（アンフェタミン——**ア**ル**フ**ァ**メ**チル**ベ**ータ**フ**ェ**ニ**ル**エ**チ**ル**ア**ミ**ン）なども同様の目的で使われる．

　これらの化学製品の中毒ではあらゆる精神異常状態が起こり，覚醒剤中毒のときの統合失調症様状態は，人工的統合失調症と見られる．薬を断つと著しい苦痛（禁断，離脱症状）が現れる．

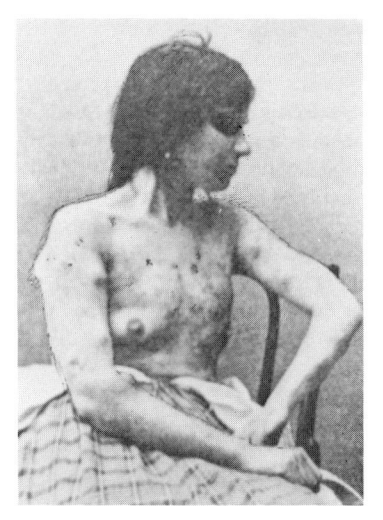

4-8.　モルヒネ中毒の注射痕
消毒もせずに頻繁に自分で注射するので皮下に膿瘍を作り，皮膚に瘢痕ができる．
（クレペリンから）

不思議の国のアリス症状群

　この室がとても大きくなって，入口のドアはずっと彼方に小さく見えます．そこから豆のように小さな人間が入ってくると，ぱっぱっぱっともう目の前に立って大きくなっていきます．とても速いんです．時間もあっという間に過ぎて，さっき朝で，もう夕方です．机の上のものを取ろうとすると，頭が体の30cmぐらい後に離れて浮いて，腕がするするっと長く伸びて，机の上のものに届きます．これはたいへんと思うとまたひょいと元に戻ります．室の壁がぐっと押し

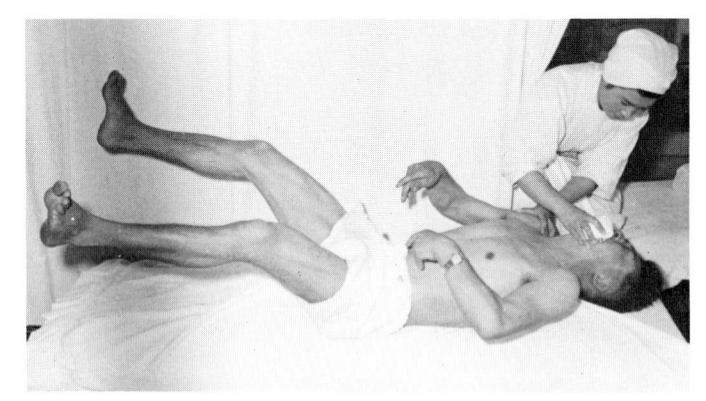

4-9. てんかんの全身のけいれんと意識喪失の大発作
舌を咬まぬように口にタオルを突込む．

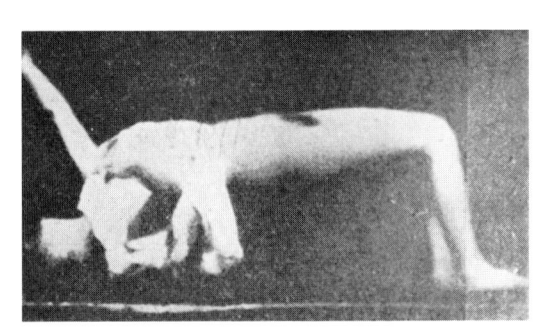

4-10. ヒステリー発作
弓なりにそりかえる．円弧という．てんかんとちがう．
（クリペリンから）

寄せてきて，そこに立っている人が壁をつき抜けて，室の外に出てしまい，私の体はつぶされたかと思うと消えてなくなって，またひょいと現れます．

発作　突然短時間の意識障害がひとりでに起こるような**発作**（短時間の突然の発病）を起こす病気はそう重い病気ではない．突然意

てんかん　識を失って倒れ，ひきつけ，けいれんを起こし，またすぐ治るというのを反覆するような病気の現れ方の発作病は**てんかん**（癲癇）

と太古から呼ばれている．突然意識を失うと同時に全身の筋肉
大発作 のひきつけ，けいれんが起こり，屈筋と伸筋もまず硬く収縮し，
次に収縮と弛緩が速やかに反復する強直性，間代性けいれんが
起こる．けいれんは数十秒，意識喪失は数分しか続かない（**大
小発作 発作**）．極く短時間，意識が中断するだけの発作もあり，この
間に簡単な，場にそぐわない運動ないし行動や，知覚，既知，
未知感を伴うことがあるが，こういう発作は**小発作**という．正
健忘 気に戻ると，発作の間のことは多くは思い出せない（**健忘**）．
かなり長い間意識が平常と全く変っていながら一応まとまった
もうろう状態 行動をして，正気に戻ってから異常な期間のことを思い出せな
いのを，**もうろう状態**という．

これはアルコール中毒の病的酩酊にもある．この場合一応か
二重人格 なり周囲の状況に合った行動をしていながら，平生の自分のこ
とを全く知らず，本来の人間と全く別の人間になっている．時
どきこの別の人間になる場合，この別の人間同志がいつも同一
人間なら**二重人格**といえるが，てんかんではこういうことはま
れであって，あとに述べるヒステリーのときに二重人格があり
うる．別の人間になっている間は元の人間のことを全く知らず，
元来の人間は別の人間のことを知らない．もしこれを知ってい
るなら，ジーキル博士とハイド氏であるが，こういうものはま
れで，統合失調症やヒステリーに見られることがある．

ねぼけ 過去の記憶を全く失った「私は誰でしょう」というのもめっ
たになく，あれば多くは仮病かヒステリーである．健康者にも
みられる**寝惚け**も一種のもうろう状態である．

不機嫌 てんかんでは時々数時間から数日続く**不機嫌**，気分変調発作
があることがある．病気の長い経過のうちに，持続的な性格変
認知症 化と認知症が現われてくることがある．ねちっこく，しつこく，
のろく，まわりくどく，小さな重要でもないことにいつまでも拘

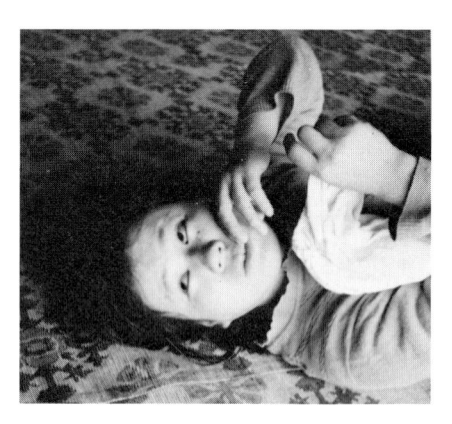

4-11. 眼球けいれんの小発作
両眼とも右上へひきつけている．

泥し，杓子定規で融通がきかず，話にしても行動にしても一つのものから他のものにたやすく転換できない(**粘着性**)．このような性質を**ペダントリー**というが，これは学校の先生らしいということで，衒学的ではなく，つまらぬことにこだわってうるさいこと，些事拘泥のことである．

脳波　意識に関係のある精神現象では**脳波**が問題になる．脳細胞の活動の電気的変動の集まりは，頭の表面の電位のリズム的変化として捕えられる．正常の脳波ではアルファ波(α，1秒8〜13サイクル)が基礎リズムをなし，これは眼を閉じて精神活動，緊張を解いたときに見られる．眼を開くとベータ波(β，14〜30サイクル)となる．子供の脳波は徐く，振幅が高く，リズムが乱れている．睡眠が深くなるにつれて，徐いシータ波(θ，4〜7サイクル)，デルタ波(δ，0.5〜3サイクル)になり振幅が高い．発作のときには振幅の高い速い波と，振幅の高い徐い波とが，いろいろに組合わされる．

（欄外）
粘着性
ペダントリー
脳波

てんかん発作

てんかんの大きな発作を目撃することは案外少ないものである．容易に見られるのは精神病のけいれん療法の際である．頭部に100Vの通電をしたとたんに意識を失い，全身の筋肉が硬く突っ張り，数秒するとガクガクと全身が大きくふるえ，全体として30秒くらいでけいれんがおさまる．この間に舌を咬んだり便を洩らしたりすることがある．けいれんの間は息を吸ったまま呼吸は止まっており，けいれんが終わるとともに息を吹き出すので唾液も吹出されるために泡を吹くのである．

数分で意識が戻るが，あとで正気になってから，電気を通じられたときから気がつくまでの間のことを思い出せず，電気を通じられる

逆行健忘　少し前のことまで思い出せないこともある．頭部外傷で気を失い，あとで気がついたときに，外傷を受けるしばらくまえのことまで思い出せなくなることがある（逆行健忘）．

小発作

8歳の男児．食事の途中で突然茶碗を落とし，後を向いて箸で床をまさぐる．数秒で正気に戻り，茶碗がどうして落ちたのか知らない．

もうろう状態

17歳の青年．突然失踪し，数時間後50キロばかり離れた駅で見つかった．本人は気がついたらここにいたのだという．駅員によると列車から降りて，切符を渡して，待合室のベンチにしばらく腰をかけて居り，突然つかつかと来て，ここはどこだと尋ねたのだとのことであった．

器質性精神病のまとめ

I．慢性脳破壊による精神病～痴呆（認知症），性格変化

　　麻痺性痴呆　　進行性麻痺，全身麻痺性精神病．主症状～痴呆（認知症），副症状～誇大，激越，抑うつ，痴鈍，瞳孔への神経の麻痺，なめらかな発音の麻痺，脳脊髄液の変化，慢性梅毒性脳膜脳炎，梅毒病原体，発熱療法（マラリア），ペニシリン．

　　脳動脈硬化　　卒中発作，軟化と出血，多発梗塞性痴呆，まだら痴呆，

性格変化は重くない.

老年痴呆（認知症）　記銘力低下著しい.コルサコフ,アルツハイマー型痴呆,ピック病（前頭葉か側頭葉の著しい萎縮,初老期）,アルツハイマー病（大脳全体の著しい萎縮と特別の組織変化,初老期）,性格変化著しい.

外傷性精神病　脳震盪（急性意識喪失,健忘,コルサコフ,神経衰弱症状群,あとに軽い認知症が残こることがある）,脳挫傷（脳の粗大な毀損,あとに巣症状,認知症,性格変化,てんかん）

てんかん　発作性意識障害とけいれん,真正と症状性

大発作　前兆──意識喪失と強直けいれん──間代けいれん──覚醒か睡眠──頭痛,健忘.

小発作　短時間の意識障害と異常な簡単な運動現象や既視,未視.

精神発作（代理症）　不機嫌（周期性）,もうろう状態.

欠陥状態　認知症（迂遠,緩徐,粘着,爆発）

精神遅滞　生来の知能低下,重度,中等度,軽度（0－2－7－12歳）,知能指数＝知能年齢／生活年齢×100　原因は遺伝,胚種毀損,胎内での病気,その外の外傷や病気（代謝障害,染色体異常）.

特別な型　蒙古型（ダウン）,フェニルケトン尿症,甲状腺性.

II. **急性脳侵襲による精神病〜意識障害.**

症状性精神病　外因性反応,種々の急性の重い身体ないし脳の病気による.外因性反応型はせん妄,てんかん,もうろう状態,幻覚症,アメンチア（まとまりなさと認識困難を自覚しての困惑）.

嗜好品中毒　嗜癖,依存,症状性精神病と性格異常.

アルコール中毒　急性〜酔,病的酩酊（もうろう状態）.

慢性（アルコール依存）〜軽い認知症と性格変化,慢性者が酒をのんだときに急性精神病〜振戦せん妄,幻覚症,妄想症,コルサコフ精神病.

モルヒネ中毒（モルヒネ型依存）　禁断,離脱症状.

コカイン中毒（コカイン型依存）　酔,幻覚.

睡眠剤　覚醒剤　幻想剤の中毒.

(付)　外傷性神経症で,**心的外傷後ストレス障害**というものがあり,天災,戦争,捕虜,強姦などでひどい目に遭ったあとで,長く続く不安神経症,うつ病様状態がおこることがある.ここでいう外傷とは頭部外傷でなく,心のきずあとといったもの,ストレスとは圧力,ひずみのこと.

5

原因不明の精神病

クレペリン　　これはクレペリンが躁うつ病と内因性痴呆（早発性痴呆）と
早発性痴呆　して設定したものである．
躁うつ病
　　　　　　　昔から狂気といわれるものは多くはここに属する．クレペリ
　　　　　　ン以前には躁病，うつ病，周期性精神病，急性痴呆（現在の緊張
　　　　　　病），急性幻覚妄想病，偏執病（慢性幻覚妄想病），てんかん，
　　　　　　　　　　ワーンジン　　　　パラノイア
　　　　　　麻痺性痴呆などが一つ一つの精神病とされた．

統合失調症　　1860年頃早発性痴呆（今日の破瓜病に当たるもの），それに続
　　　　　　いて緊張病，破瓜病などが一つ一つの精神病として，特異な症
　　　　　　状や経過から定められたが，1896年にクレペリンがこれらをま
ブロイラー　とめて躁うつ病と早発性痴呆とし，1911年にブロイラーがこの
　　　　　　後者を統合失調症と改名した．

内因性　　　内因というのは外の作用によるのではなく，内（心ではない）
　　　　　　からひとりでに生ずるという意味であるが，特別の遺伝素質か
　　　　　　ら脳内に何か代謝障害が起ることを推定していた．
　　　　　　　今日では神経細胞間の興奮伝達に関する化学的物質の働きの
　　　　　　異常によるものらしいと思われている．

内因性精神病　　脳の顕微鏡的形態の病的変化ははっきりしない．脳の物質的
　躁うつ病　　疾患があるらしいが，他の器質性精神病の症状ともちがい，心
　統合失調症　因による精神病ともちがうので，何故この内因性精神病（躁う

つ病と統合失調症)が独特の症状を呈するのかは説明がつかない．しかし原因のわかった精神病が内因性精神病そっくりの症状を示すことはたまにはある．

　クレペリンが内因性精神病を，症状と経過のちがいから2種に分けて，躁うつ病と早発性痴呆（統合失調症）としたことは大きな功績で，この100年近くの間この2つの精神病を否定することも，乗り越えることもできずに，クレペリンのいうことを承認しているのである．

疾患単位　クレペリンはこの2つの病気を脳の梅毒性精神病のように1つ1つの**疾患単位**としようとしたが，原因も分らず，脳の病気の模様も分らず，精神的な症状と経過だけで1つの精神病と定めることは不可能であることが判っている（症状性精神病でそれは証明されている）ので，このような2種の精神病があると定めるのは早計で，躁うつ症状群と統合失調症状群があるだけであるというべきなのかもしれないが（外因性反応型の如

かのような　精神病　く），今のところこの2種の精神病がある**かのように**取り扱っておくと便利であるというだけのことである．

予後　躁うつ病はいくらその状態が重くても，いつも完全に治りうるので，経過がよいことを予言できるのであるが，統合失調症は予後の悪いことがよくある．しかし以前考えられたほど悪いものとは限らない．大体3分の1は治療しなくても治り，3分

欠陥治癒　の1は**欠陥治癒**で人柄の変化を残して治り，あとの3分の1は廃疾者として長いこと病院に入っていなければならない．精神病院の長期入院患者の半数以上はこの種の病人である．

循環病　躁うつ病は発病と治癒を反復するので**循環病**ともいい，月の満ち欠けのような経過，位相，発病期を示す．統合失調症は完全には治らずに性格の変化を遺したまま進行が止まり，また

増悪　**増悪**(シューブ)が起るというように段階的に次第に悪化することがあり，

原因不明の精神病　71

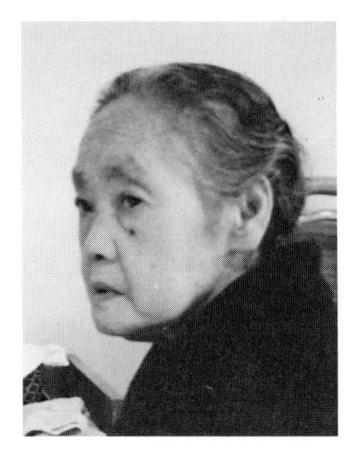

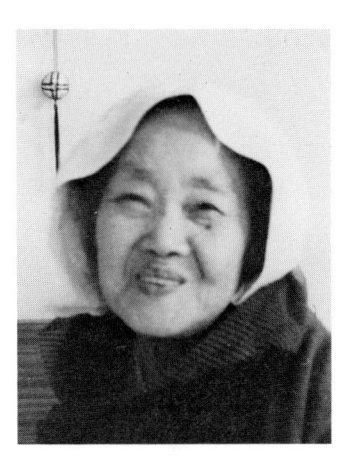

5-1. 躁うつ病
左は憂うつな時期，右は愉快な時期．

欠陥統合失調症　これを反復していると統合失調性欠陥状態，**欠陥統合失調症**という認知症的な状態に陥るが，脳病の認知症とはちがい，知的能力よりも感情と意欲の鈍麻が主景をなす．

躁うつ病　**躁うつ病**では心が晴ればれとして元気旺盛な躁状態，心がふさいで意気阻喪のうつ状態のいずれかが見られる．この点で**感情病**である．すなわち感情の両極，快と不快，喜びと悲しみが極端にはしる．統合失調症では感情が鈍くなる．認められる十分の原因なしに，意気込むとか悄気(しょげ)るのが内因性躁うつ病の症状で，元気がありすぎる躁病より，元気を失ううつ病の方がはるかに多く見られるにしても，各々が独立の病気というより，一人の患者に両状態が交代して現れることがよくあるので，一つの病気として取扱われる．

感情病
（気分障害）

意気込み，悄気は「狂った」ように見えないので，これを病気とするのは，何も動機なしに激しい感情が起こり，またひとりでに消えるということによる．この場合無意識の動機があるといえば，それは内因性を認めないことになる．遺伝性素質は

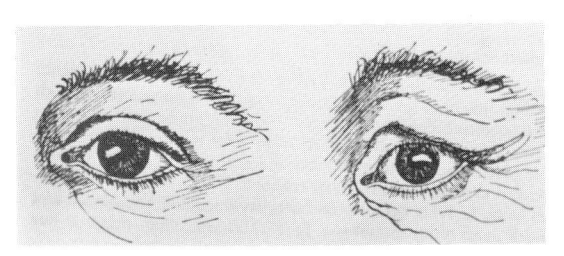

5-2. 右はうつ病患者の瞼のしわ
（ヴェラグートのしわ）

あるものの，何かのきっかけで起るように見えるといえば内因と心因の折衷である．

　何も原因なしに元気を失うことがあるということは，専門医以外には思い及ばない．また日常生活の中には憂うつの原因となりそうな不都合な事件はいくらもあるので，うつ病の発病はそのような日常ざらにある不都合と結びつけて解される傾向があるが，これは見る人が了解的態度で見ることによる．

　このような不都合は大多数の人では何の精神的障害も起こさずに乗り切ってしまえるようなものである．心因性と見えるのは内因性うつ病の発病と不都合な事件との偶然の合致であることが多い．逆に躁病の動機となるようなおめでたい精神的原因というものは日常生活にはあまりないので，躁病は何の動機もなしに起こったという感じをよけい与える．

うつ病　　うつ病は精神科ではありふれたものであるが，専門家でないと，こういう元気のなさをよく知らないので，うつ病と気づかれず，患者の本当の病気は理解されないでおかれる．ちょっとした過労でひどくぐずぐずと訴えが多い．元気がない，心がさっぱりしない，気が晴れない，日常の簡単な仕事をやりとおそうという気がない，なまけぐせがついたのだと，他人からも思われ，自分でもそう思う．しかしこの元気喪失と気分の

不調が病気の症状なのである．

　楽しみがなく，喜びを感じることがなく，何も面白くなく，悲しみとうっとうしさが強く，どんな行為もむずかしい課題となって山のような圧力を持つと感じられ，思考活動も身体活動もできず，食欲性欲もなく，夜はよく眠れず，あらゆる希望を失い，そのうちにまたいつかよくなるだろうということは全く考えられず，このようなひどい状態に陥ったのは以前のちょっとした咎への報いであると感じられる．

　ただ1つの逃れ路，救いは死である．自殺がうつ病のいつもある本当の危険であるから，この予防が周囲の者の重要な課題であって，このために監禁が必要になることさえある．

軽いうつ病
仮面うつ病
　軽いうつ病は身体の不調，体の病気のせいの元気の喪失と感じられるので，体の病気の仮面をかぶったうつ病といわれる（**仮面うつ病**）．

反応性憂うつ
　悲しみから深い絶望に至る種々の段階の憂いは，病気ではなく，被った運命の打撃によることもある．これは**反応性の憂うつ**で，これを簡単に乗り切れる人は健康と思われ，容易に思い切れず，悲しみが深く続く，心情の深い人は病気と思われる．

誘発
　いろいろの動機のある悲しみと病的な内因性うつ病との間には区別がつけられると思われるのであるが，内因性うつ病が身の上，生活条件の変化，状況の変化から誘発されるというように，内因と反応とを折衷して考える人もある．

　動機による反応性の憂うつは動機が消えれば治り，精神的ななぐさめや励ましでも治りうるが，誘発されて一度起った内因性うつ病には心理的影響は及ばず，うつ病自体の内因性の條件でひとりでに治る．何れにしても抗うつ剤は有効である．

躁病
　うつ病と反対の気分の変調を来たす**躁病**の発病期は，うつ病と逆の症状を示す．気が重い——気が軽い，打ちひしがれてい

る——意気昂揚としている，無能感——能力感，小心——自信満々，口数が少ない——おしゃべり，しりごみ——でしゃばり，臆病——勇敢，遠慮——不遠慮，気乗りがしない——何でもやりたい，生活を厭う——生活を楽しむ　の如きである．

不眠は躁病にもうつ病にもあるが，うつ病では眠れないことに悩み，躁病では多く眠る必要がなく，眠れないだけ作業がよけいできることを楽しむ．このような気の軽い人は軽卒な行為（性的）や，浪費や，忠告者とのいさかいなどを起こし易いので，自由を束縛され，入院させられることが必要となる．

躁うつ病の症状は正常者の喜びや悲しみと程度の差しかないように見え，そうひどく狂っているとは見えないのであるが，著しい場合にはその感情状態からある程度了解できるような妄想を起こすことがある．

妄想

躁病ではいくらでも金がある，どんな仕事でもたやすくできる，自分は大学者であるというような誇大妄想，うつ病では自分は全く貧乏になってしまって今後どうして家族を養っていけるか分らない，自分は大悪人である，ひどい罪をおかして刑罰を受けねばならぬ，全世界の不幸の責任は自分にあるというような微小妄想，罪過妄想がよくある．ひどくなると，自分は永久に罰を受けて苦しむので死ぬことさえできない，自分はもう無くなってしまった，世界も無くなってしまったなどの虚無妄想となる．

統合失調症　**統合失調症**は原因不明の内因性の精神病として躁うつ病と並ぶものであるが，躁うつ病と違ってその症状に自然さ，しなやかさがなく，硬く，奇妙で，いかにも狂って見える所が多いので，昔から狂気といわれたものの中心をなすものであった．

原因不明の精神病

統合失調症の始まり

19歳の男子学生，父は教師でやかまし屋であり，母はおとなしく小心で，息子に甘かった．本人は引込み思案で交友が少なかったが，頭はよかった．父の希望で教育学部に入った．性的衝動は道徳的原則と小心のため抑えられたが，時々自己苛責を抱きながら性的悪癖に従った．そのためか数ヵ月前から勉強に気が乗らなくなった．

しばらく前から片思いの同級生の女子学生が他の学生と親密にしている所を見てしまい，衝撃を受けた．まもなく妙なことが目につくようになった．人々は彼を妙に見つめ，彼のことは何でも分っているぞというように思えた．これに引続いて皆が彼の噂をして，「くさい，くさい」とか，「あんな奴が先生になるんだそうだ」といっている．しかし女の声で「しっかり」と励ます声もある．どこへいっても人々は彼の秘事に目をつけて居り，声が追いかけてくる．

家の中に居たたまれなくなって庭にとび出して，体を振り回したり，土の上を転がったりすると，声から逃れられるようである．またこういう行動は何か強い力でさせられているようである．あまり様子がおかしいので，家人に取抑えられて病院へ連れて来られた．

妄想　これが典型的な統合失調症の始まりである．人から噂されるというのは，そう思えるというなら**妄想，迫害妄想**（5-3）であるし，噂の声が聞こえるというなら**幻覚，幻聴**である．妄想や幻覚は自分の心の中にある懸念や願望の具体化されたものが，外から来ると感じられるのである．

迫害妄想

幻覚
幻聴

妄想型
統合失調症　迫害的な幻覚や妄想は自分の不安から発したものであり，励ましの声は自分の願望から発したものであろう．このような幻

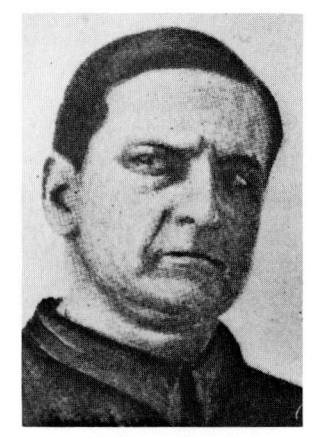

5-3.　迫害妄想患者の疑惑の顔つき（統合失調症の妄想型）
（レヴィ-ヴァランスィから）

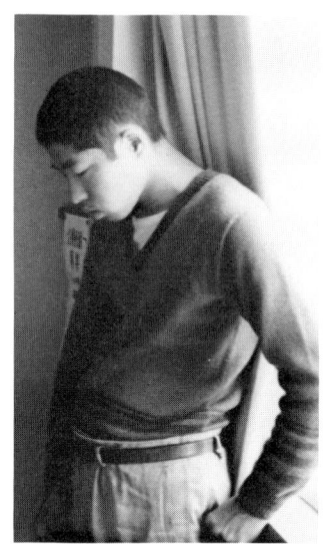

5-4. 昏　迷
室の隅に一日中じっとつっ立って話もしないし，話しかけても返事もしない．

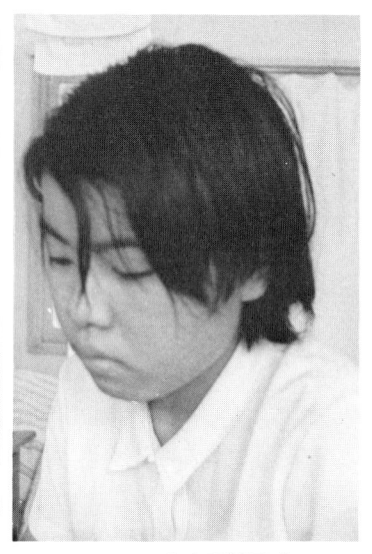

5-5. 統合失調性昏迷
一日中じっと坐ったまま．

覚や妄想が病像の主なものとなっているならば，**妄想型の統合失調症**という．この青年の場合，あとから理由を述べてくれたので妙な行動の意味は分かるが，一般に理由のわからないことが多いので，行動や運動は奇妙で無意味のように見える．

緊張型
統合失調症　　なお運動や姿勢の色彩が，しなやかさがなく，突張って硬く見えるという特徴があり，このような奇妙な運動が病像を主として占めるならば，**緊張型の統合失調症**という．この場合硬い運
緊張性興奮　　動が増せば**緊張性興奮**といい，逆に運動が減り，ついにじっとしていて，硬い，しゃっちょこばった姿勢で，身動きがなくなっ
緊張性昏迷　　てしまうなら，**緊張性昏迷**（5-4,5）という．この場合腕を
カタレプシー　　上げてやると，いつまでもその姿勢を保ったり（**カタレプシー．**5-6,7），いつも口をとがらせていたりすることが奇妙に見える

原因不明の精神病　77

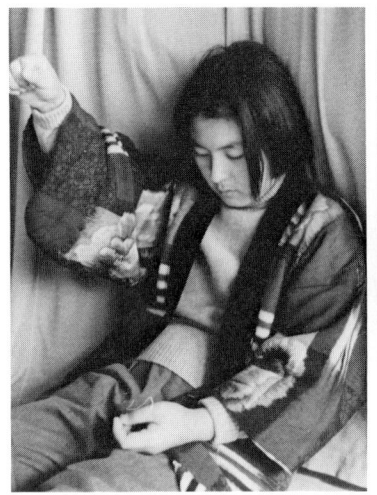

5-6.　カタレプシー（強梗）

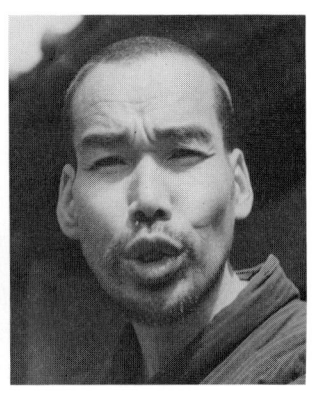

5-8.　妙な表情
しかめ顔，とがり口
（緊張型統合失調症）

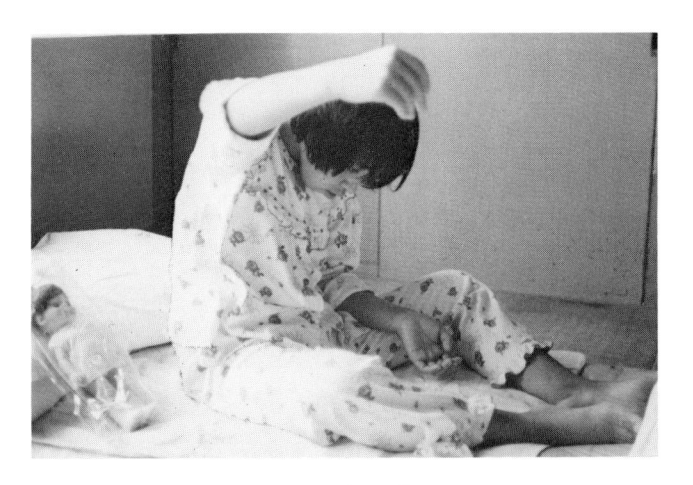

5-7.　カタレプシー
緊張型の統合失調症では筋肉が突っ張っていて，一度
受動的に取らされた姿勢をいつまでも保つことがある．

（とがり口．5－8）．躁病やうつ病でも興奮や昏迷があるが，硬い所がなく，自然のしなやかさを保っているので区別がつく．

統合失調症では幻覚や妄想（夢に似たところがある）があり，興奮や昏迷では周囲の見境いがないように見えるので，意識混濁がありそうに思われるが，周囲の様子を案外よく知っているし，記憶も知能も減っておらず，妄想幻覚以外については正しい判断も全般的に可能である．ただ同時に幻覚や妄想が限局的にあるという点で，思考の能力の誤りがある．

緊張性の興奮や昏迷では，まとまりのないことをいったり，全然無口であったりして会話ができないため知能のしらべようがないし，周囲にそぐわない行動があるので，意識や知能の障害がありそうに見えるが，この一時的の状態が去れば，異常状態の間には，知能も意識も全般的にはおかされていなかったことが分かる．

支離滅裂　緊張型の統合失調症では，周囲にそぐわない奇妙な行動をしたり，まとまらないことを喋ったりする（**支離滅裂**）ので，意識の曇った人のうわごと，せん語と似ているが，統合失調症では意識障害はないとされる．

散乱　意識障害時のうわごと（散乱〔インコヘレント／ツエルファーレン〕）と支離滅裂とは形の上では似ているのであるが，ドイツでは区別し，英米ではどちらも散乱という．また昏迷は意識障害のところに分類されることもあるが，目は醒めているという感じを与える．

破瓜型統合失調症　統合失調症の基礎症状は感情と意欲が鈍くなることであるが，この基礎症状がはっきりしていて，幻覚や妄想や緊張性のところが少ししか目立たないものは，若いとき，10代に発病することが多く，粗野な，なまいきざかりの若者のように見えるので**破瓜型統合失調症**という（5-9．破瓜とは瓜という字を2つに分けると八八となるので16歳のことをいう）．こういう患者は，若者が仕事も学業もなまけるようになり，将来のことも周囲のことも気にせず，なまけ，ものぐさ，愚かしい，気まま，突飛

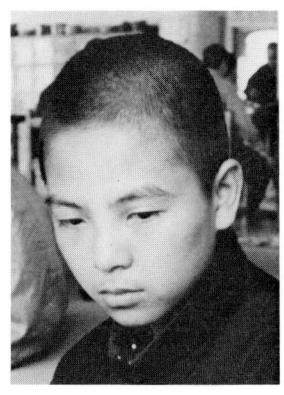

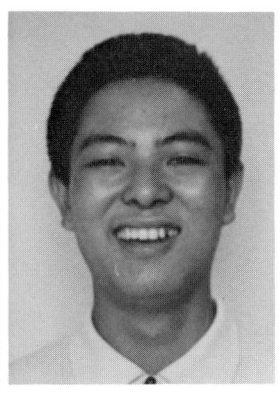

原因不明の精神病　79

13歳　　　　　　18歳　　　　　　21歳

5-9. 回復した破瓜型統合失調症. 十分回復するまでに約10年かかった．

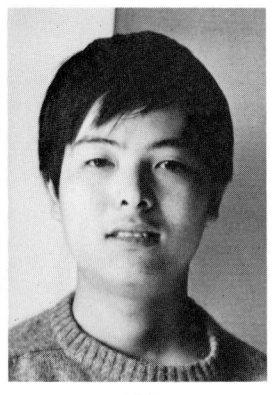

解体型になったように見える．この型のものを**解体型**（統合不全型）という人もある．

統合失調症の世界　意識の曇った場合には患者は夢を見ていて，現実から離れて夢の世界の中に生活しているように見えるが，統合失調症では幻覚妄想の世界と現実の世界の両方に二股をかけているように見え，これを醒めて夢みると形容する人があり，このように妙に変った世界の中で見聞する架空のことがらは，健康者が普通の世界の中でする経験と同じように本当のことと思われる．

患者が妙なことをいい，妙なことをやるのが病気の現れであるというのではなく，患者は病気のために恐れと願望の架空の世界に半分移っているので，そういう世界から見れば，妙な言葉や行動は意味があるのだというように見ることもできる．

統合失調症が始まると患者は別の世界に踏込むので，はじめは何事か，世界の終りではないかという不気味さを感じて不安になるが，まもなく周囲の人が自分をつけねらっているのだと分かり，そのおどかしの声が聞こえるようになると，わけのわからない無気味さの不安が，人からねらわれているのだという具体

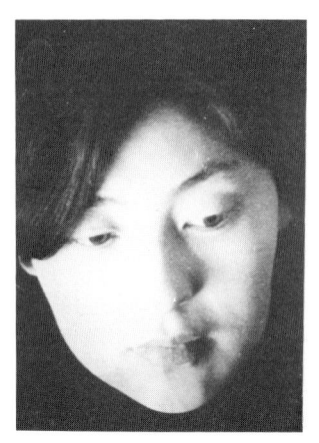

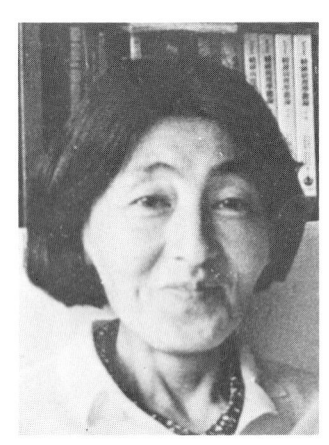

5-10. 若い美しい統合失調症
右は20年後の欠陥状態，はじめから著しい症状はなく，変り者としか見えないくらいであったが，年がたつと軽い欠陥状態となった．

的な恐れに変るので却って安心するのだといわれる．

　不安は対象のないもので，恐れは対象のあるものであり，幻覚や妄想が現われるのは，わけの分らぬ不安の恐ろしさよりも堪えやすいもので，幻覚や妄想が現われるのは一つの救いであるのであり，幻覚や妄想は病気の直接の産物ではなく，不安を救うための人間に具わった一つの機構なのであると説明される．

　長く時がたつとこの病的な世界の中に安住してしまい，幻覚も妄想も減り，鈍くなって苦しみも希望も心配もなくなり，何もせずにぼやぼやと日を送る，鈍感無為の状態に陥ることが多い（**欠陥統合失調症，分裂性痴呆（統合失調性認知症）**）．

　この認知症的状態では知能が低下しているのではなく，知能を保っていながらそれを使おうとする関心，意欲がないのであって，財産を持っていながら使わずに貧しく暮らすようなものである．誰でもこういうひどい状態に陥るということはなく，多かれ少なかれこういう性質を持つことが多いというだけである．

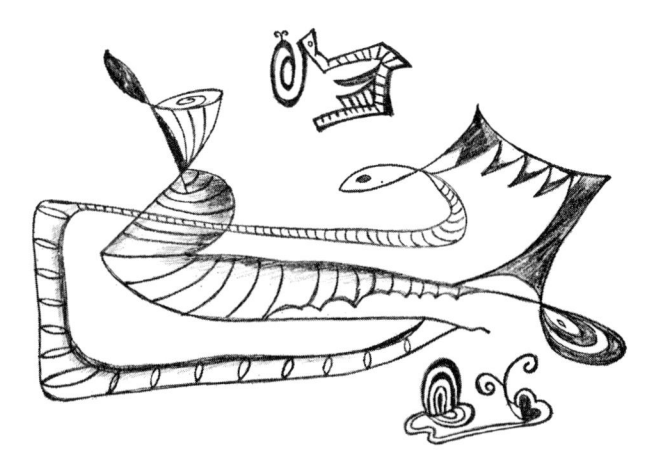

5-11. 統合失調症のシュールレアリスム様の絵

　変った世界の中に移ってそこで作り出すものが、変ってみえるが何か意味ありげな象徴性、芸術性を持っていると我々に見えることがあり、妄想がすばらしい思いつきであることもありうるので、統合失調症が天才的芸術家や学者を創り出すこともまれにある．集合論創案者カントル、ゲーデルなど．

　以上のような症状の盛んな状態は、狂気と昔いわれたのにふさわしく奇妙であるが、ことに今日はよく効く薬があるため、この状態もまもなく抑えられて過ぎ去ってしまう．しかししばしば人柄の変化が残る．

自閉　病気で中断された生活は、病気がおさまっても、もとのいきいきした自然な新鮮さで続けられることがなく、特有の冷たい引きこもり、**自閉**、生きたふれあいの欠如、ぴったりこないちぐはぐさが残ることがある．現実との生きた**接触の喪失**といわれる．このように完全にはもとに戻らず、時どきいやな症状が出てはまた一応おさまり……ということを繰返して経過して行くと、人柄はますます特有のひきこもりを増してくるので、**段**

（左欄外）自閉／接触の喪失／増悪

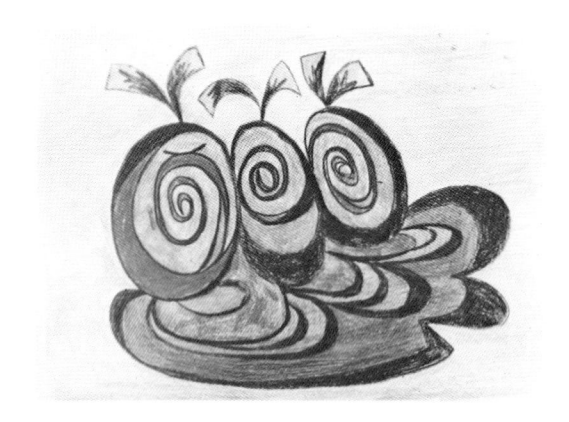

統合失調症最盛期に描いたもの

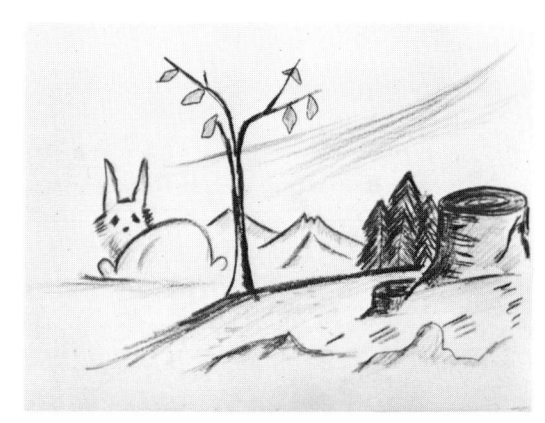

統合失調症がかなりよくなったときに画いたもの

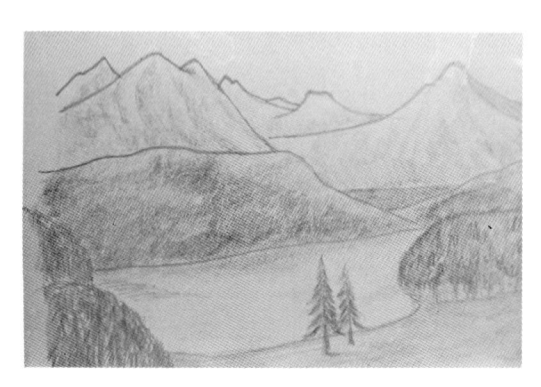

治ってからの平凡な絵

5-12. 統合失調症患者の絵

原因不明の精神病 83

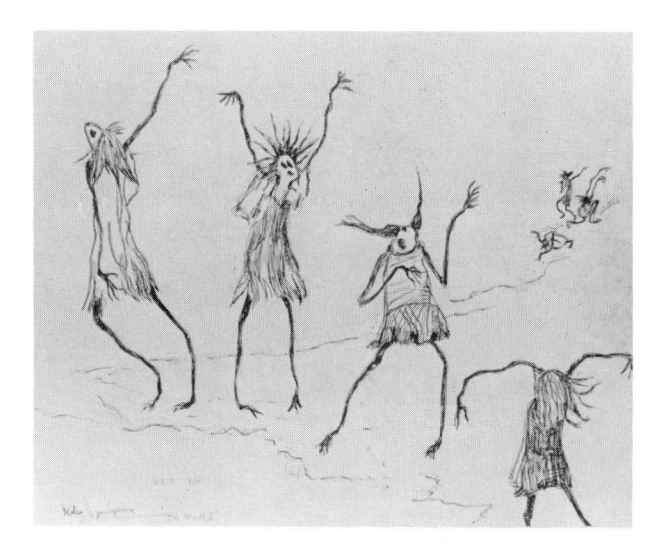

5-13. 統合失調症の奇妙な不気味な絵画

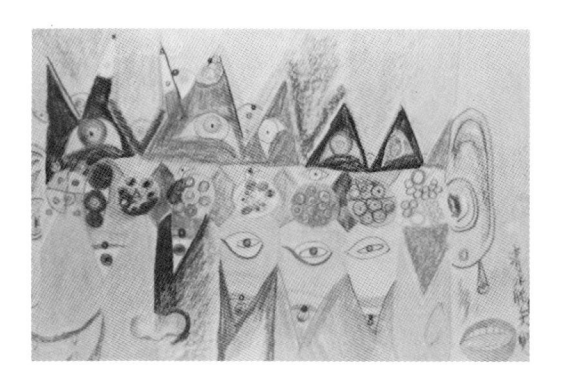

5-14. 急性統合失調症中の絵
人の顔のデフォルメ．人の目が多くあり，耳から
いろいろのものが入ってくることを表わすらしい．

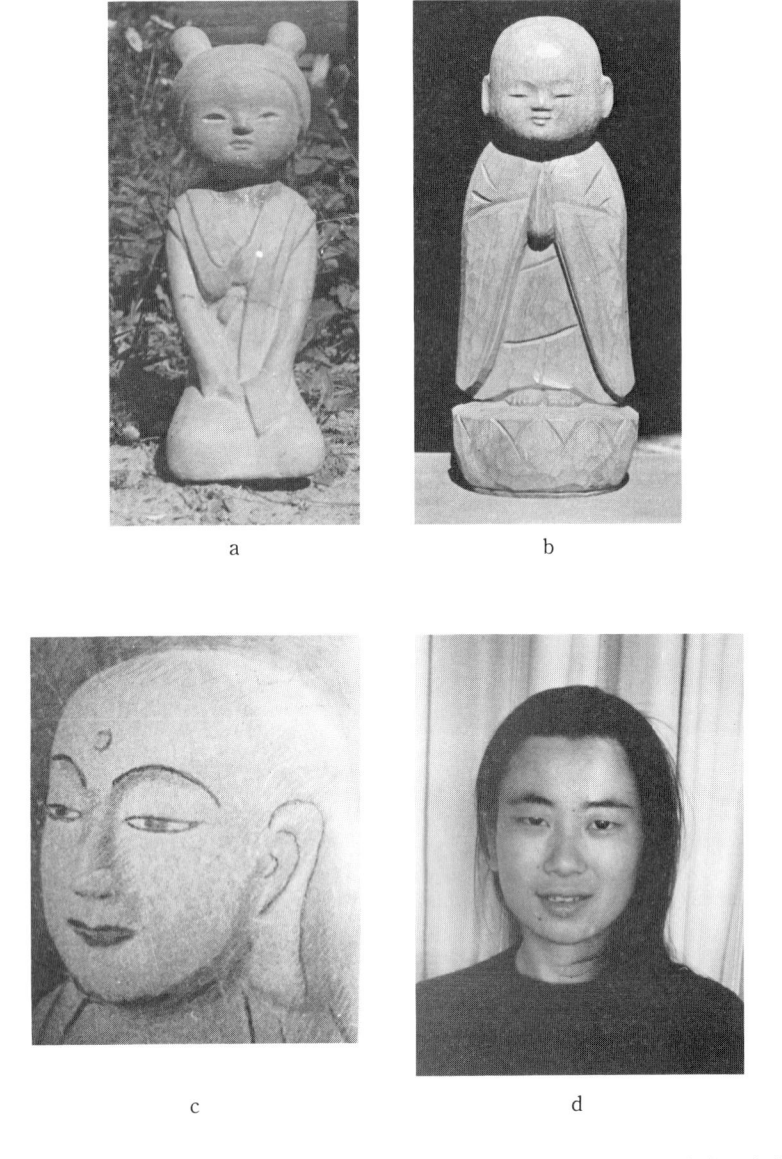

5-15. 健康な表情の彫刻と統合失調症性の表情の彫刻，一種の統合失調症くささ
a，bは健康，c，dは統合失調症くささ．

原因不明の精神病　85

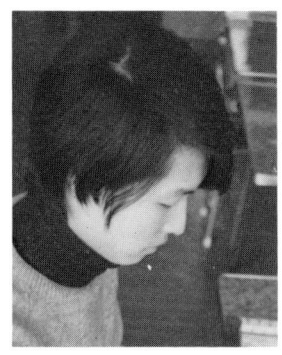

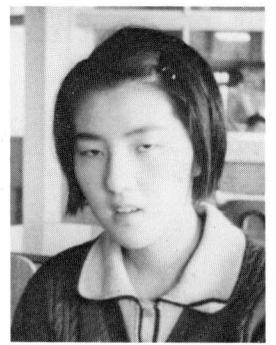

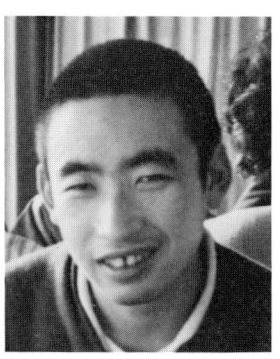

5-16. 統合失調症の特有の冷たい顔
5-17. 統合失調症の特有の硬い冷たい表情
5-18. 統合失調症の特有のうす笑い

階的に増悪(シューブ)を起こすといわれる．躁うつ病のようにはじめは循環的周期的に発病しても，すっかり治まるということは少ない．

このような引きこもった世界にいて，外との交渉が少なくなるので，感情が鈍く，関心がなく，積極的な働きかけ，意欲が少ないように見える．人柄のこういう変化が，人間の成熟の時期に徐々に発展してきて，心身の故障の漠然とした訴え，周囲の人との関係の滑らかさの欠如，関心と意欲の減退，若者のものぐさと突飛と見える行動が主景をなせば，前述の**破瓜型統合失調症**となる．

３つの型　　クレペリン，ブロイラーの早発性痴呆，統合失調症という病気のグループの症状の形は，破瓜型，緊張型，妄想型の３つの型に分けられ，この型は固定したものではなく相互に交代することもあり，いずれも同じように次第に進行し，あるいは段階的に増悪して，認知症に似た欠陥状態に陥るのであるから，こ

疾患単位　　の点で１つの病気の単位，**疾患単位**とされたのであるが，頭の外傷でも，梅毒でも，老年萎縮でもいずれも認知症となるならば，分裂性痴呆（統合失調性認知症）は元来１つの病気ではないのだと反論することもできる．

5-19.　統合失調症の無為の硬い態度

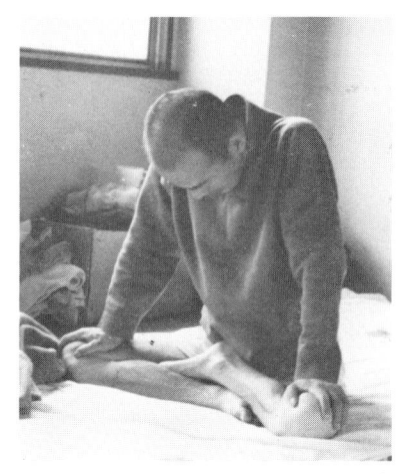

いつもこのような様子で何もしない．

欠陥治癒　　統合失調症は全部がこのように性質が悪いものとも限らず，放置しても直るものもあり，いくら治療してもひどい欠陥状態に陥るものもあり，人柄の変化をある程度残したまま落ちつく**欠陥治癒**もあるというように，3つのなりゆきが大体各々$\frac{1}{3}$ずつある．

　感情と意欲の失われた欠陥状態に陥るという点で統合失調症というひとつのグループの病気があると，当分の間そうしておくだけのことである．この欠陥状態とか末期状態といわれるものも，器質性脳病性認知症よりも変えうるものであって，病人の示すうつろな，空虚な状態は，監禁隔離して何も仕事のない入院条件も加わって出来上るものであるから，この入院条件という環境を変えれば患者の状態もある程度変えられる．

　こういう変化の可能性は脳病性認知症には少ない．分裂性痴呆（統合失調性認知症）という症状は脳の病気の直接の現われではなくて，統合失調症に変化した人間の病院環境，社会環境への適応の形なのであろう．

自閉的世界　　ところでこの統合失調症の変化とは何かというと，これはブ

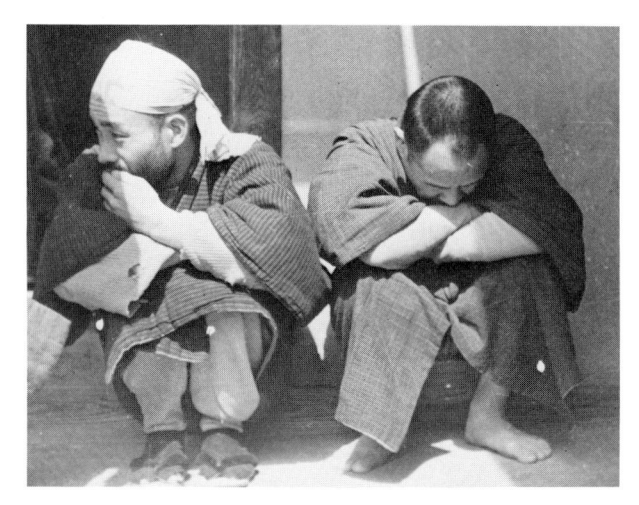

5-20. 統合失調性無為
認知症に見える．何もせずに一日中こうして居る．

　ロイラーのいう自閉という見方が当たっている．**自閉**とは，周囲の世界と生き生きした交渉を持たずに，自分の殻の中に閉じこもっていることである．患者は無為無関心で，頭の中は空虚で，何の考えごとも気にすることもなく，つくねんとして一生を送るという自閉もあり，外見はこう見えても，頭の中には空想や幻覚や妄想が盛んに活動しているのに，それを外に発表しないという自閉もあり，あるいは行動が活発に見えるが自分勝手で，周囲の人の気持を顧慮しない，という自閉もある．これはエゴイズムである．昔は精神病患者はエゴイストであるといったが，これには自閉も入ろうか．利己主義でなく自己主義である．
　エゴイズムのエゴはラテン語の私であり，自閉，オーティズムのオートはギリシャ語の自身(セルフ)である（エゴイズムは自己主義）．
　この自閉的世界では，患者は客観的現実を無視して主観的現実を作り出す．これが幻覚妄想状態で，健康者が現実との交りの途切れた睡眠中に夢を作り出すようなものである．

心の自由 他者の干渉	人間の心の働きは自分だけの自由になるもので他からの干渉はないと思っているのが健康であるが，自閉世界の中にある患者では心が自動的に動き出して，自分が考えること以外の，ひとりでに考えられてくることがはびこるようになり，患者はこのひとりでに考えられてくることは自分の考えでなく他から入ってきたものと感じてしまうので，他の力が作用して自分の心の中に考えをひきおこすのだ，他から与えられ，作られた考えだと感じる．
させられ感	こういう他の力によって，患者は罵られ，心の中の秘密を発(あば)かれ，心の中を見透かされ，心の働きや行動を操られ，電波や催眠術をかけられ，考えを吹きこまれ，考えを抜きとられ，性的興奮を起こされ，いたずらをされると感じる．これらは迫害
自我障害	的な幻覚や妄想や，**させられ感**である．こういう症状は統合失調症特有であって，患者の自分の領域が小さくなって，そこからはみだしたものは外から来ると感じられるので，**自我障害**といわれる．
衝動行為	行動も自分で行うのではなく，他から操られたり，ひとりでに行動がおこったりするわけで，これらは患者の人柄に照らしてみると，奇妙な狂ったものと我々にみえる．これらには**衝動行為**といわれるものもよくあり，乱暴や興奮もよくある．全部がこのような行動とは限らず，相手からの迫害という妄想による相手への反撃もある．また統合失調性に変った人間の反応性が変って鈍感なところと敏感なところとでき，大きな動機があっても反応を示さないのに，些細な動機に対して激しい反応を起こすこともある．
接触	一般に患者は，自らは周囲の世界にアプローチ（**接近**）せず，周囲の人は患者にアプローチし難いというように，閉鎖的な点が著しく，お互いに心を通わし難く，接触しにくく，心の動き

原因不明の精神病　89

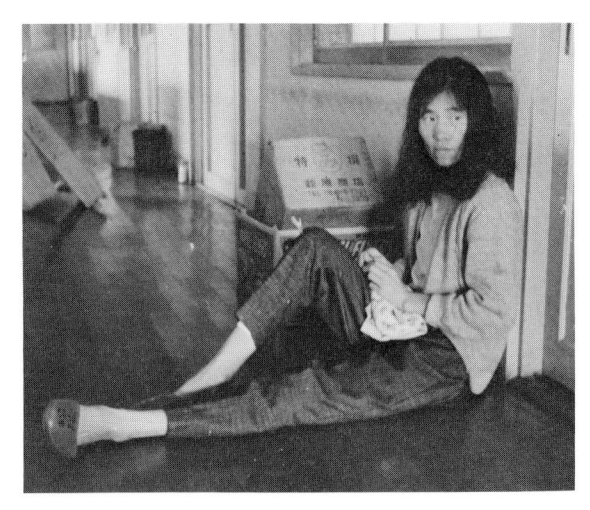

5-21. 欠陥統合失調症のだらしない，無為の，ヒッピー様の様子

統合失調症
くささ

を見抜き難いという特徴が，その表情，行動，談話，症状の形に認められ，こういうものが**統合失調症くささ**として，患者に会っていきなりひしひしと感じられて，これが他の精神病と区別される重要な指標となる．硬い，冷たい表情，ぎこちない身振り，しなやかさの欠如といったような点もいきなり見てとれる．

心因

自閉という見方は統合失調症の病原として心因を考えるときのよりどころとなる．すなわち精神的に他人との精神的交通が閉ざされてしまうような事情が社会，家庭生活の中で起こされれば，統合失調症をひきおこすようになろうという仮説である．

両価性

人と人との交わりには言葉によるものと態度表情によるものとあり，この両者にくいちがいがあると，相手の本当の気持が分らなくなってしまい，精神的交通ができなくなろう．言葉では「我は汝を愛す」といいつつ「我は汝を嫌う」という態度をとるというようなことが，親と幼児との関係として続けば，幼児は将来統合失調症になろうといわれ，統合失調症原性の親とい

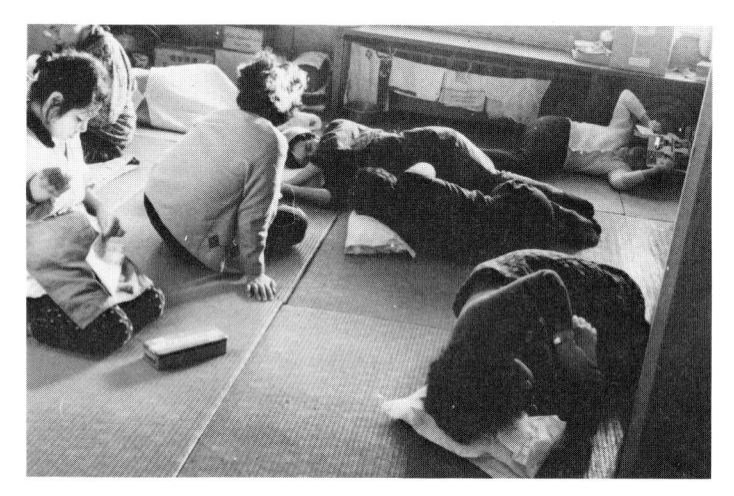

5-22. 統合失調性無為，認知症的態度
これは長い間監禁され，することもないためもある．

うようなことを唱える人がある．反方向，愛と憎という逆の感情が同時にあれば，**両価性**といい，統合失調症に見られるが，他人がこのような態度をとると，相手が統合失調症になるというわけである．愛憎の如く相手の評価をする如き感情を**価値感情**という．

価値感情
鈍感無為

統合失調症の患者は社会に適応して積極的に仕事をすることがむずかしく，放置すると何も仕事をしないで無為に日を送るようになってしまい，認知症的な患者になるとこれがことに著しい．以前はこのような鈍感無為になってしまった認知症的な統合失調症患者が病院に満ち溢れていたが，この頃はこういう患者は減って来ていると思われるのは，病気が良性になったためではなさそうである．

ジーモン
作業療法

昔から患者を自分自身に委ねておいてはだめで，無理にでも励まして仕事をさせる方がよいことが分っていたので，仕事をすることが治療であったが，ことにジーモン（1867—1947）が今世紀の初めに**作業療法**を推進した．こうして末期の認知症的な

状態も思ったより変りうるものであることが分って来た．

以前は特別な治療法はなく，せいぜい病院内で患者をいかに世話をするかということしかなかったが，1930年代から積極的な治療が試みられるようになり，まず強い睡眠薬で長い間眠らせておく**睡眠療法**，身体内に大きなショックを与えて意識を一時失わせる**ショック療法**などが考案された．何れも昔からあるやり方の改良法である．ショックとは突然激しい刺激を与えて心身の状態を危険な混乱に陥れることである．このために血糖低下ホルモンのインスリンの大量注射とか頭部通電による人工てんかん発生とかが行われた．現在でも難治性のうつ病や統合失調症に麻酔下で無けいれん性の電気治療を行うこともある．

睡眠療法

ショック療法

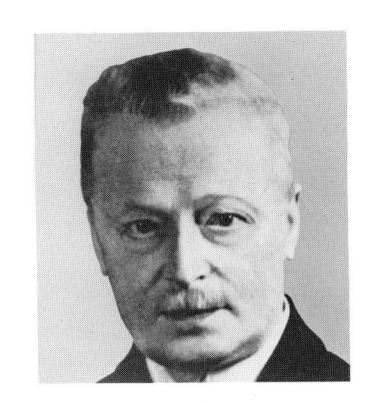

5-23．ジーモン

1950年代には**薬**で内因性精神病が一応治まるようになった．急性期の迷惑な症状や華やかな症状はこれで抑えられるが，病気そのものを治すのではなさそうである．不眠症は睡眠薬で治せるが，不眠を来たした心配や悩みや体の病気は睡眠薬では治していないのと同じような関係であろう．

しかしともかくこういう方法で日常生活に困難を来たす症状を抑え，同時に精神的指導を行い，作業をさせれば，患者は扱いよくなるし，病院内は静穏である．けれども昔のような重い欠陥状態は減ったものの，欠陥統合失調症とすべきものは以前と同じ位やはり残り，薬を中止すれば再発するものも多いし，病院内での庇護的生活には差し支えなくても，社会の荒波の中

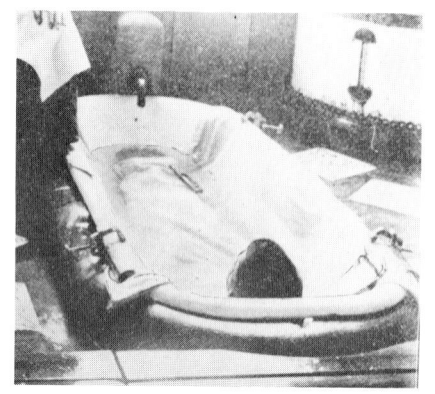

5-24. 持続浴
興奮患者を落つけるため微温湯に長時間入れる．戦前まで用いられた．（呉から）

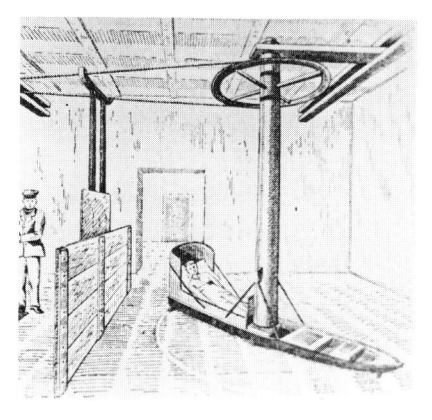

5-25. 回転治療
昔のショック療法である．
（クレペリンから）

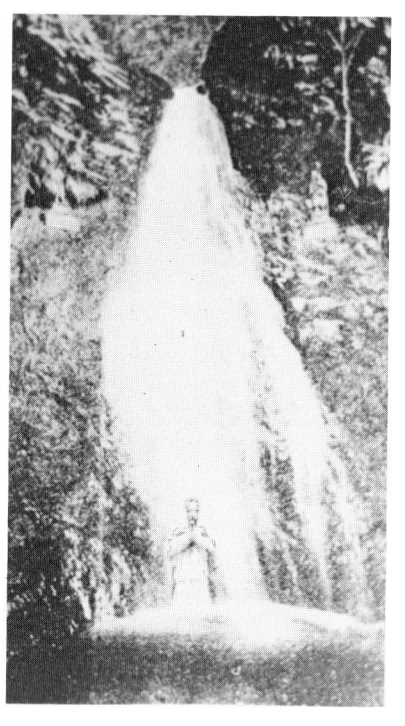

5-26. 滝に打たれる治療
昭和のはじめまであった．
（呉から）

では破綻を来たしやすいものである．

　一昔前の農村的未分化的社会の中では患者はうまく適応して生活できたが，今の工業的分化社会の中ではとても適応できない．病院内でうまく生活できて，社会に出られそうな患者を退院させると，社会適応失敗でまた病気が再発したように見えて，

原因不明の精神病　93

回転ドア精神医学　再三入院してくるので，**回転ドア精神医学**という皮肉な名さえある．それでも治療によって，完全治癒に至る間の困難が減り，不完全治癒でも入院せずに通院服薬や指導，地域内での保護，指導，作業活動の活発化により，入院の必要が減り，欠陥状態に陥っても著しい認知症的な状態化は減った．精神病にかかった人は，この病気の運命的経過に委ねられていることには変りはないが，それほど重大な運命と考えなくてもよいようにはなっている．

統合失調症の症例として，典型的な例をいくつか載せる．

破瓜型統合失調症

21歳の男子．2週間前に入院，今ここではじっと座ってぼやっと前を見ていて，話しかけても目を向けないが，問いは理解しているのであって，何度か質問すれば，のろくはあるが，意味に合った答をする．

声は小さく言葉は少ないが，そのいう所によると，自分を病気と思っているものの，どのように具合が悪いのかははっきりしない．子供の時に自慰をしたせいだ，その罪のむくいで，頭が悪くなり，体に力がなくなって，くよくよ病気の心配だけしている．母が漢方薬をくれたのでのんだらよけい悪くなった．母のせいだといって母をせめる．こういうことを患者は下を向いたまま抑揚のない調子で述べる．

空笑い　表情は硬くて動かず，ちょっとうす笑いをもらす（**空笑い**）．時どき眉をひそめる．昔の事件もよく知って居り，大学生らしい知識も持っているが，同室の患者の名を知らず，最近の社会の大きな事件のことを知らない．そのうちに退院して仕事をするというが，何をするのかと問うてもいえない．ちょっと見ると憂うつそうに見えるが，よく見るとそれとはちがう．

患者は話がのろく，すぐにてきぱきと答えず，言葉が少ないが，それは言おうという気があっても抑えられて言えない（うつ病）のではなく，言う気がないのである．人に言われることはよく分るが，努力して注意を払わないので，深く考えずに，いいかげんな答をする．

行動にも意志の緊張がなく，しまりがない．恐れも希望も願望も患

者を駆り立てる様子がなく，無関心でうつろである．周囲の出来事は深い興味や感動を与えることがない．誰が来て話しかけても，世話しても，無頓着である．

しばらく入院していても，何ヵ月も寝たり，ぼんやり坐っていたり，目的もなく歩き回ったりするだけで，テレビも新聞もろくに見ず，他の患者と話し合うこともない．じっと考え込んだような様子で，無表情で時どき意味なく笑いを浮かべ，本をとってめくることもあるが，特に何か読んでいるのでもない．面会があっても家の様子も尋ねず，両親が帰るときに挨拶もしない．手紙を書かせようとしても書くことはないという．時どき紙片にまとまりない奇妙な文句を書いて回診の時にだまって渡す．「治療はもうちょっとアレグロで」，「視界拡張のため自由運動を願います」(運動場に出たいのか——それもあるしいろいろあります)，「講義のときにアルコールをロハで」，「注意何卒イノセントクラブと一緒にしないで頂きたい」，「本職の命は芳香だ」．

この患者の父親は昔一時的に気うつになったことがあった．患者は弱い子供で通学を1年間遅らせたが，成績はよかった．少年時代は無口で，頑固で，顔が醜いからと交際をしなくなり，部屋に鏡もおかなくなった．1年前に筆答試験は通ったが，口答は準備してないといって受けなかった．そしてもうだめだと泣き出したり，うろうろ歩いたり，やけにピアノを鳴らしたり，死ぬのだとマッチを飲み込んだりし，家人と口をきかず，夜，窓から外へどなったりした．入院中も時

独語 どき興奮があり，まとまらぬことを独りでしゃべり（**独語**），顔を歪め，突然バタバタと走りまわり，紙に渦巻模様や無意味の文字を書き散らしたりした．

緊張型統合失調症

24歳の女子．ベッドの中で半分身を起こしており，目はかたく閉じ，腕を頭の所にあげ，口を開いて，じっとして動かない．話しかけても見向きもせず，何も答えない．腕をつかんでみると硬く緊張している．姿勢を変えてやると抵抗がある．眼瞼を開こうとすると却って硬くつぶる．額を針で突いても避けない．鼻の孔に紙縒(こより)を差しこむと目をぱちぱちさせ顔を赤くしていきむが，手で払い除けない．時どき

急に上体を振子のようにゆすぶる．食事をとらず尿も漏らす（**緊張性昏迷**，自発的にも命令によっても身動きもせず，言葉も発しない）．

何週間かすると，こんどはじっとして居らず，ばたばた歩きまわり，手をたたき，とび上がり，髪の毛を1本1本，1束も引き抜き，顔をしかめ，敷布をかぶり，唾を吐く．大声で無意味な言葉をどなる．「プップッ，そうだ，体温，火災保険の，水を，のぞいちゃいけない，200円，持って行け，ありがとう，水を，200円，私じゃない，坊や，家でいっしょに」．それから歌を歌い出し，笑い，次にすすり泣く，食事を拒絶するので体は衰え，唇は割れ，上気し，脈は速い．（**緊張性興奮**）

妄想型統合失調症

35歳の未亡人．きちんとしていて，身の上話もちゃんとするが，相手の方へ顔を向けず，妙に甘ったるい気取った話し方（**衒奇**）をする．どこも悪い所はありません．何年も前から声がして，悪口をいい，浮気をしていると噂します．裸にされた，誰々やったなどといいます．この声は郷里の方から電波で頭の中へ言ってきます．相手は私の考えることを先に言ってしまいます．私の考えることが向うに通じるのです．何かやっていると，そうやっちゃいけないと言って来ます．体に何かしかけたり，陰部にいたずらしたり，子宮を引張ったりします（**体感幻覚**）．こんなことをするのは郷里の人のこともあり，病院の医者のこともあります．私はもともと高貴の生れなのですが，敵がいて私を陥れるために，私を汚したり，いろいろの策をめぐらしたりするのです．

分裂性痴呆（統合失調性認知症）

36歳の女性．うす笑いを浮かべて，茫然として，1日中じっと坐っている．いろいろ問いかけても，ほんの二言，三言しか答えない．「ここはどこですか」「部屋」，「私は誰ですか」「いつもこのへんに居るわね」，「病気ですか」「いいえ」，「子供が居ますか」「家に」．手を出しなさいといっても出さず，手を引張ると引っこめる．突然小声でひとりごとを言い出す，「あのばかが，何を寝てやるものか，きれいにできやしない，上に年よりがいる，かまやしない，年は十分さ，寝てれ

ばいいさ，子供を生む，卵を生む，子供は生まれない」（**支離滅裂**）．

統合失調症の始まり，現実世界との断絶

　20歳の女子．私の好きな人からすげない言葉を聞いたとたん，私の自我の中心と外とを結ぶ線がぷつんと切れてしまって，あっと思いました．今までこんな大事な線があったことなど気がつかなかったのに．切れてみると何も分らないのです．

　お母さんと毎日やって行くこと，今まで毎日あたりまえにやってきたことが，分らなくなってしまいました．お母さんがただそこにいるというだけなのです．何か食べても食べるという感じがしません．食物というものをただ顔の孔に入れるだけ，傍に母がいてもただ棒杭が立っているだけなのです．生きた人間という，うるおいがないのです．

　自我がないので考えることもできません．何か考えてもふわぁーっとしていて空気の中に浮いているようです．私が生きてここにいるという感じがしません．誰でもやってる考えること，生きることも実感がありません．考えられないから生きていないのでしょうか，生きていないから考えられないのでしょうか．こんな大切な自我の中心というものが今まであったことにも気がつかなかったのに，無くなってみると大事な大事なものが無くなってたいへんだと思います．

原因不明の精神病のまとめ

躁うつ病　感情性精神病，周期性精神病，循環性精神病，気分障害．
  躁病　活動増加（興奮），爽快
  うつ病　活動減少（抑制），憂うつ
    周期性，単極性（躁あるいはうつのみの周期）
    　　　　両極性（躁とうつと交代する周期）
  発病期以外には健全．
  仮面うつ病(軽いうつ病で何かの身体病か神経症のように見えるもの)
    混合状態　爽性＋抑制＝躁性昏迷
    　　　　　憂うつ＋興奮＝興奮性うつ病
  更年期うつ病　更年期にはうつ病が多い．形は不安な落着きなさ（興奮性うつ病）のことがある．
  体格と性格　肥満型，循環性格（暖かみのある社交性）

統合失調症　早発性痴呆

  鈍感無為，おろかしい振舞（**破瓜型**，解体型，欠陥統合失調症）
  幻覚と妄想（**妄想型**）
  硬い奇妙な活動増減（**緊張型**，興奮と昏迷）
  青年期発病が多い．冷たさ，硬さ，奇妙さの印象，感情が鈍く意欲が少ない，不可解の行為．考えの進み方の支離滅裂．
  統合失調とは知，情，意の連絡が切れていること，あるいは人柄のまとまりがなくなること．
  自我障害　自分の主宰するはずの精神活動が他の力に支配されると感じる．
  幻聴（表象は外部から聞える声となる），体感幻覚（奇妙な体の感じの幻覚，外部から影響を受ける感じ），思考奪取(自分の考えが他の力で抜き去られる)，思考吹入（外から考えが入れられる感じ），させられ感（考えや行為が外からさせられる感じ），思考伝播(考えが他人に通じる感じ)，つきもの感(神，狐が体の中に入っていて声を出し，支配する感じ)．

妄想　客観的に誤っている考えを正しいとして信じる．**迫害妄想**（他人に迫害される），**誇大妄想**（自分の能力，地位，財産が巨大である），**嫉妬妄想**（配偶者に情人が居る）．

特別の形の妄想
　妄想知覚（見られた物に特別の意味〔妄想的に誤った〕を見てとる）．
　関係妄想（何かの対象に，自分と特別の関係があると思う，いわれのない関係づけ）．
　接触の障害　感情，表情，態度，行動に冷たさ，硬さ，空虚さ，鈍さ，だらしなさ（無関心），奇妙さの印象を与える．お互いに感情が通じ合わない感情的連絡の欠乏（接触が悪い，疎通性がない）．
　自閉　自分の中に閉じこもって外と連絡をとらないこと．心の中が空虚のこともあり，外には現さずに心の中で幻覚妄想に捉われていることもあり，他人との心の連絡がちぐはぐであることもある．

体格と性格　細長型，分裂性格（冷たく，社交性がなく，孤独）
欠陥統合失調症　統合失調症は長くたつと感情の鈍い，意欲の減った，鈍感無為の人間になる．著しいと分裂性痴呆（統合失調性認知症），軽ければ奇妙な人間（奇人）．
（注）　自我障害や特別の形の妄想は統合失調症特有なものであるが，これらがあれば必ず統合失調症といえるものの，これらのない統合失調症，接触障害，自閉，だらしのない生活の方がずっとざらで，ことに一目で分かる統合失調症くささは初心者にもすぐ見てとれる．俗に目つきがおかしいという．自我障害と妄想知覚は統合失調症特有でシュナイダーの一級症状という．これらの症状のどれかがあって，器質性精神病のしるしが何も見つからぬとすれば，統合失調症とされる．大ざっぱには幻聴と迫害妄想があれば大体統合失調症と見当がつく．

6

軽 い 症 例

　　　　　精神医学は元来重い精神病，狂気の処置から始まったのであるが，狂っているといえないような**軽い症例**にも，重い狂気から得られた知識が役に立つことが分ってきた．

軽いとは　　軽いというのは，一応まともな人間であって，精神的に少し故障があるとか，少々異常であると思われるようなものである．社会生活や家庭生活の上で多少の差し支えが，知能の不十分さ，意志の弱さ，不機嫌，わがまま，邪推，小心，心配性，心身の不調感などから起こる場合には，狂気とはいえないが，精神的な故障があることは確かである．

　　　　　軽い精神障害は　ある場合には軽い脳病により，ある場合には軽い内因性精神病によるが，こういうものは元来重い病気の程度の軽いものである．またある場合には，もともと軽い精神障害というものがある．軽い精神障害というのは何をいうかというと，脳に病的変化がないということ，脳とか身体の物質的病的原因によるのではなく，精神的原因，動機によってひきおこされた，心因性のものであるということとの2つのことをいう．あるいは症状の形が重くないこと，著しく異常で常人からかけ離れたものではないということ，いかにも狂っているというものではないことをいう．

基本的前提　精神医学においては基本的な前提として，精神的原因によって起った精神障害は精神的な対処によって完全に治り得，この際，脳に病的物質的変化は起こらず，こういう精神的原因からこういう精神的変化が起こったことが，人情の上でわかる，了解しうるという規則があり，このような場合には，妙な，狂ったといわれるような，著しく常人とかけ離れた症状はあまり見られないのである．

　それにしても，このように精神的原因から生活上の支障を来たすようになる場合には，脳の軽い物質的病気が基礎にあることもあり，たとえば児童早期の軽い脳病のあとがあれば，社会家庭生活の僅かの重圧で，学業困難，躾けの困難，きまぐれ，家出など来たすことがある．軽い躁うつ性気分変調，軽い自閉傾向，妄想に近いような邪推なども，躁うつ病や統合失調症と気づかれずに，しょうがない人間だとされて，社会の誤解を招いていることが往々にしてある．

移行と境界　しかしこのような実地上の問題のみでなく，学問上でも軽い症例に重要性がある．健康者と軽い症例との間には，はっきりした区別がつけられず，健康な状態から次第に移行して行くように見えるが，健康者から軽い症例の状態を経て著しい精神病になるというように，漸次に移行して行くものなのだろうか．

動機　ある人は健康から病気へ漸次に移行することはなく，両者の間にははっきりした境があるという．普通の人間の理由のある心配懸念が昂じてうつ病になることはない，理由のある邪推が昂じて妄想型統合失調症になることはない，とするのであるが，気分のすぐれなさは理由のある心配と，うつ病の間では程度の差でしかなく，これが動機にふさわしいか否かの点にしか病気か否かの区別がない．

　重い病気で心配している人が憂うつになったときと，うつ病

の憂うつとでは，うつ病には憂うつになる動機がない．この憂うつさは動機にふさわしくないという点に区別があるわけである．

了解 しかし普通の人の理由のある邪推と，統合失調症の動機のない妄想との間には，動機のあるなしの外に，邪推と妄想の性質の間に差があるとされることが多い．100万円拾って猫ばばをきめこんでいる人は，通りすがりの人を，自分の秘密の罪を知って，監視している刑事ではないかと邪推する．これは了解できる邪推である．

ある統合失調症の患者は，妻の何でもないそぶりからいきなり妻が浮気していることを確信し，妻が台所で卵を落として割ったことは妻の不貞の確実な証拠だと確信する．この気持ちは我々に了解できない．妻が平生浮気っぽい女であるにしても卵からは了解できない．統合失調症では妻が平生貞節であっても卵からいきなり不貞を確信するのであって，ここに邪推と妄想の区別があるのだといわれる．

理由のない関係付け，卵と不貞の関係づけが統合失調性妄想の特徴である．しかしここでも関係を求めて，卵は性器の玉の象徴で，これを落としてこわすというのは夫をないがしろにすることの象徴であるというように解するとすれば，どんなことにも屁理屈はつけられて，何でもが理由があることになってしまうので，このような象徴解読は非学問的なものになってしまい，迷信に近いものである．

クレッチマー 性格と体格 クレッチマーは内因性の精神病の型は，身体的ならびに精神的な出来と相互に関係があるとした．

肥満者は丸っこい体の型を持ち，まろやかな暖かい心で，周囲との感情的調和の中に生きる．躁うつ病になる人は元来このような体格と性格を持っている．細長者は角ばって，ごつごつし

て冷たく，人とぶつかり合って調和しない．こういう人から統合失調性精神病が出てくる．人間の素質的特性は内因性精神病が出てくる重要な条件で，精神病となるにはこの外にいくつかの精神的身体的条件が働いているにしても，現われる精神病の性質は，元来の素質，病前性格の延長，極端化に見える．

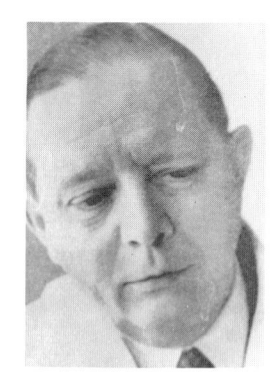

6-1. クレッチマー

けれども病気というからには，今までなかった新たなものが加わらねばならないのであって，次第に，漸次に，連続的に病気になるのではなく，不連続的に，ある点で突然病気になるのであるとしなければならない，という人もある．たとえば統合失調症が始まったとき，見られた物に全く新たな意味を突然見出すという特別の形の妄想が現れるのは，病気が加わったからであるという．

統合失調症の患者は「道に棒切れが2本落ちていて，とたんにこれは私が殺されるのだとわかりました」という．この形の妄想は病気のせいなのだといわれる．統合失調症の自我障害こそ，普通の人に見られない，病的な症状なのだといわれる．

分裂病質　クレッチマーは健康者の領域の人で統合失調症に似た性格，冷たく角張った人を**分裂病（統合失調症）質**，躁うつ病の人の
循環病質　性格に似た人，暖かい円やかな人を**循環病質**と名づけた．

さらに脳の病気によると考えられるてんかんも，脳に病気があれば誰もがてんかんを起こすとは限らず，脳に病気が見つからなくてもひとりでにてんかんを起こす人もあるから，内因性にてんかんを起こし易い人，けいれん発作準備性のある人がい
てんかん病質　ると見て，これも内因性精神病と同等なものとして，**てんかん**

病質までも作った．これはてんかん患者の人柄に似たもので，けいれん発作は起こさないが，ねばった，ねちこい，くどい性格の人で体格は筋骨たくましい出来である．

精神病質　このようなものを一般に**精神病質**といい，昔は人間が心身に
人格障害　受ける害毒で，代を経るにつれてだんだん精神的に変質退行を起こし，ついに精神病となるものだ，と考えられた時代に，健
変質者　康と精神病の中間物として考えられたもので，**変質者**という名もあった．このごろは**人格障害**といわれる．

家出をする子供，宿題をしない子供，学校へ行かない子供，いじめっ子，厭世者，失恋者，結婚生活がうまくいかない人，自殺企図者，みえっ張り，嘘つき，ぺてん師，いつも不満で愚痴っぽい人，喧嘩早い人，凝り性，熱心家（信奉する主義，宗教に献身活動をする人），好訴者（自分の受けた些細な損害に，あらゆるものを賭して相手の非を鳴らし，自己の権利を主張する人），かっとなって乱暴する人，小さなことにこだわる人，小心でくよくよ思いわずらう人，自信のない，狐疑逡巡する人，邪推深い人，お天気屋，冷血非情な人，決断力や忍耐力のない人，犯罪者，変態性欲者などは，宿命として，生まれつき，内因性に，病気に近い，劣等なものと見られた．しかし多くの人は多かれ少なかれ上記のような，社会生活上価値が低いと思われるような性質を持っているものである．

ところで失恋して，いつまでもくよくよして悲しんでいる情の深い人は，失恋してもすぐけろりとしてすぐ次の相手を探す「健康」な人より価値は低いのであろうか．自己を犠牲にしてあくまで世の不正と闘う人は，おとなしく長いものに巻かれている「健康な」人より価値は低いのであろうか．前者は正義の士であるとも，後者はくだらない俗人であるとも見られる．為政者から見れば後者の方が扱いよい，都合のよい人民であって，

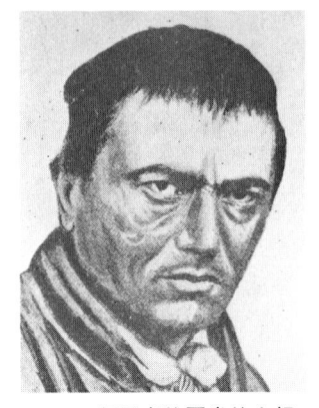

6-2. 犯罪者的悪党的人相
（レヴィ-ヴァランスィから）

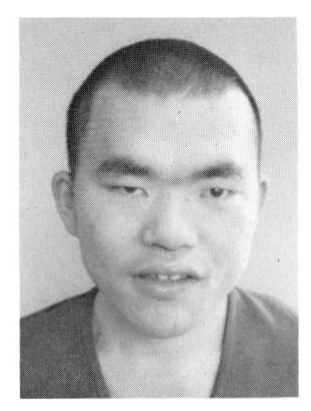

6-3. 冷酷な人相

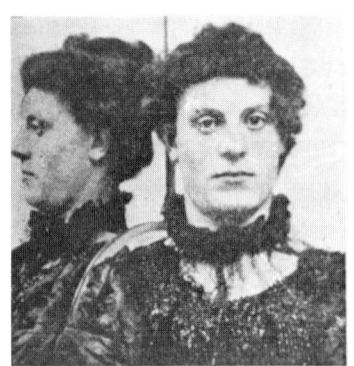

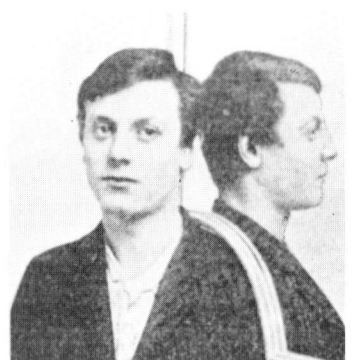

6-4. 変態性欲的女装　左は女装，右は男装（クレペリンから）

前者は革命家の闘士で，世の安寧を害する，価値の低いならず者である．精神病質を価値の低い，病的のものと見るのは見解の相違であるに過ぎない．

異常人格
人格障害
　今世紀に入ってからは，何らかの点で平々凡々たる，普通のありふれた俗人とちがった性質の人を**異常人格**とし，その中で，自分の異常な性質のため自分が困るか，社会を困らせる人間を**精神病質**とし，この中には精神病の軽いものは入れず，**精神病**

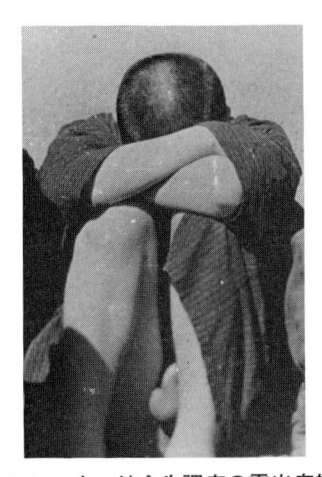

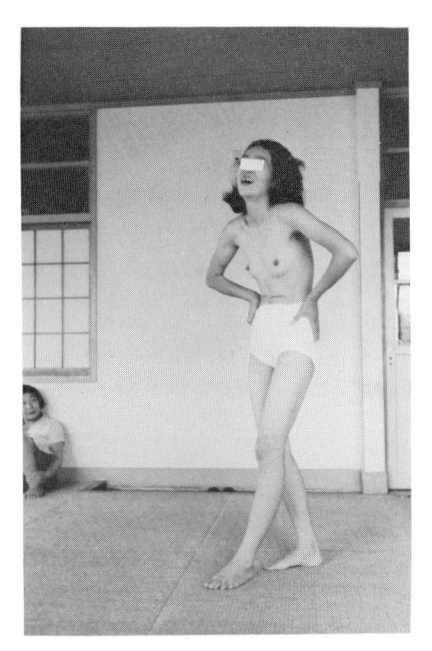

6-5. 古い統合失調症の露出症的傾向　　6-6. 変態性欲的露出欲がある躁うつ病患者

精神病質と精神病　　質は精神病と何の関係もないものとすると, はっきり定めた. 異常な性格といえば, 平均より価値の高い, 高潔な聖人, 極端に潔癖な人, 革命家, 反体制者, 宗教家も入り, 平均より価値の低い犯罪者も入るが, いずれも等しく異常人格なのである. キリストも孔子も悪と全く妥協できない己の性分に困ったかもしれず, がんこな先生だと弟子たちを困らせたかもしれないから, 精神病質ともいえよう. 革命家は成功すれば偉人であり, 失敗すれば犯罪者である. したがって精神病質とするのは相対的な価値観によるものであって, 絶対的なものではない.

天才　　考えてみれば, 精神医学的に精神病質どころか精神病にさえ入れられるべき人々の中に, 高い文化的価値を担う人がいくらも居る. ニーチェ, キェルケゴール, ドストエフスキー, スト

リンドベリ，ヘルダリン，ランボー，シューマン，ゴッホ，夏目漱石，芥川竜之介，三島由起夫，多くの宗教の開祖，しかしまたヒトラーなどである．

多くの天才はその精神異常にも**拘らず**天才であったというよりも，精神異常があったから**こそ**天才であったのである．

矛盾した人間存在を悩むということが，この悩みの多い人間存在への，もっと深い目を開くことになるのである．正常者とは飽食した豚である．

性格の成立 ところで人間が一人一人ちがった性質を持っているのは，人間が生まれた時から素質によってめいめいちがっているからだということが，精神病質という言葉に含まれている．けれども人間の，変えられないように見える差異は，その生まれつきの素質のちがいの結果のみによるのではなく，その中に生まれ，その中に育ち，それから形成された，身の上，環境の差異にもよる．身の上，環境の差異によるものは，環境の精神的性質から了解されるように発生してくる．

素質と心因

氏か育ちか 金に困らない，鷹揚な両親に育てられた子が，けちな性質であるならば，これはいささか了解し難いとして，生まれつきのでき損い，素質のせいにされよう．貧しい家の子がけちになるのは容易に了解される．金持の家の子がけちになるのは了解しにくいといっても，両親がけちにして金を貯めて金持になったのだと考えれば，けちな性分は両親の性質の遺伝による素質とも考えることができるし，幼時からけちな雰囲気の中に育ったためと了解しうるようにも考えられる．このように，ある性質が素質によるのか，環境によるのかは，はっきりと定められるものではなく，了解的態度で見るか，遺伝的体質的態度で見るかという，検者の見方に左右されることになる．

精神医学では以前から人間がどのようになっているかは主と

して遺伝的素質の産むところと見る傾向があり，美人不美人が生まれたときから定まっているようなものと考えられた．ある人が非行少年になり，酒のみになり，自殺を企てるのは，精神病質であるからそうなのだとした．この考え方は精神病が脳病によるなら治療の可能性はない，という虚無主義と似ている．

　ある人間がどのように生まれついているかについては，何も変えることはできまい．環境が悪くて犯罪を行うようになるとしたところで，逆境にあっても犯罪を行わない人もあるのであるから，犯罪をするようになるのはやはり素質のせいであろう．そうとすれば教育とか指導などは僅かの援助しか与えられまい．

心因性反応　しかし生まれつきの素質のちがいを考えずに，人間はいわば白紙で生まれてきて，それがどんな色に染まるかは，身の上，遭遇した事件で定まると，了解的に考えることもできる．恐ろしい出来事に出会うと驚くのは，経験への当然の了解できる応答で，これを**心因性反応**という．この驚きが非常に強烈なものであれば，驚きがこびりついて長い間続くようになって，気が小さいという性格になろう．

　子供のときから長い間たびたび恐しい目に会えば，それはつみ重なって，やはり気が小さい性格となろう．これらの場合には生まれつきではなく，遭遇した事件の経験から了解しうるように性格ができ上がると見るのである．しかし了解は逆の方向にも可能であって，恐しい事件にたびたび出会って，それと戦ったので大胆不敵になったと考えても了解可能である．

　すると同じ事件から一方は小心となり，他方は大胆となるのは，素質の差によるのかということになる．そうではなくて，一方は弱い性質，他方は強い性質になったのは，前者はあまやかされて育ったからであり，他方はきびしく育てられたせいであるとすれば，了解的である．

しかし甘やかされて育っても強い性質になり，きびしく育てられても弱い性質になる人もあるので，それではこのちがいは素質によるのかということになる．このように詮索して行くと限りのない循環に陥り，止まる所を知らない．

神経質

32歳の男子，短大の教師．1ヵ月ほど前風邪にかかり，微熱が去らずに心配していたところ不眠症となり，平生は9時半に寝て5時に目が醒め，散歩，体操，目の衛生のための洗眼を朝食前に済ますのであるが，寝つきが悪くなって夢が多くなり，夜中に2～3回目が醒めるので，朝起きられなくなって，朝の日課を果たせず，生活の型が狂ってしまった．

微熱は37.2℃で，結核ではあるまいか，昔，蓄膿症の手術をしたあとが少し痛むので，鼻の癌ではあるまいか．すると顔を半分切り取ることになるので，そのとき目はどこに付くのか．時どき胸がどきどきして脈が90になる．心臓も悪いのであるまいか．頭を洗うと風邪をひくので頭を洗わない方がよいのだろうか．夜，寝室で音がすると眠りが妨げられるから，時計も外に出し，机の上の物も，落ちると音がするので，これも外に出すが，妻の鼾はどうしたものだろう．

食物の中に変な防腐剤や着色剤が入っているから，米も田舎の実家の無農薬米しか食べない．食事の時間が狂うと胃が痛む，学校で授業中便意を催すと困るから，朝冷水と生ジュースを飲んでトイレへ行っておく．昔，痔を患ったことがあるので，便はいちいち便器に採って，出血があるかどうか見届ける．テレビを見ると目が悪くなるので，受信機は田舎の実家に預けておく．

医者へ行くと他の患者がはいたスリッパは汚いから自分のを持参で行く．細菌が飛ぶといけないから蒲団の上げ下ろしをしないようにベッドにする．夜尿に起きるとそのあと寝つけないといけないので，ベッドの傍に尿器を置いておく．どこかへ遊びに行くにも，天気が悪くなると風邪をひくといけないから，どこへも行かない．性生活は体に障るといけないから極力ひかえる．趣味は古本屋歩きであって，婚約中もデートは古本屋歩きで，お茶飲みにも入らなかった．夢

には妻に逃げられる夢が多い．

このように潔癖で几帳面でも，車の運転は平気でやり，勤務から家へ戻ると服は脱ぎっ放しである．睡眠薬を与えると，止められなくなると困るからと飲まない．極く少量与えると，よく眠れたが便秘になってしまった，薬のせいだからもう飲まない，という．

好訴者，偏執病

　63歳の農家の主人，まじめな頑固者で，妻は気軽な尻の軽い女であったので，折り合いが悪かった．息子は38歳で，役場に勤めていた．この地方にある土地会社が別荘地を開発しようとして，彼の持山の一部も買われることになり，これは有利な取引であったが，会社の若い社員がよく出入りして，手土産など持って来て，妻とおもしろそうに話などしているうちに，妻とこの若い男と怪しい関係があったから，よい値に売れたのだと信じてしまった．

　それで妻と息子をなじり，売買契約を取消そうとしたが，手続が済んでいるので不可能であるのを，妻と息子が会社と通じているためにできないのだと信じ，妻子に暴力を振い，その筋に訴え出たが，取上げられないので，会社の手がその筋にまで伸びているものと思い，方々の弁護士の所へ行ったが，取り合ってくれず，こういうことで費用がかかってしまい，家人は困って精神病院に入れてしまった．

　病院ではおとなしく法律の本を調べ，今までの経過を詳細に書き綴り，回診の医者に毎日繰り返し事件の説明をし，裁判のために早く出してもらいたいと希望した．3ヵ月くらいしてから，退院してもうるさいことをいわぬように説得して退院させると，その足で警察へ行ってしまったので，再入院ということになった．

　すると今度は病院が会社と通じていると思い込み，院長をまでも文書で訴え出た．このようなことで病院も迷惑して退院させると，家人と警察が困り，また別の病院に入れられ，同じようなことを反復してこの地方の病院を全部転々として10年を経たが，彼の態度は少しも変らなかった．

　老いても頭は鋭く，新しいことの記憶もよく，知能が衰えたと思えるところは全くなかったが，毎日家人と警察と病院とをなじる文書を山のように書くことと，医者をつかまえて1時間も2時間も非難

を繰り返すことが日課であった．平生なかなかインテリ的で中央公論とか世界を毎月愛読しているくらいであるのに，このような態度で終生病院をたらい回しにされることの不利を悟ることはできなかった．妻の不義や会社や警察や病院の不法は妄想の如き誤った判断であるが，このような妄想は病的なものというより，理由のある誤った思い込みで，了解できなくはないものであるにしても，これを確信して訂正しようとするところのない頑固さは病気ではない異常性で，このような人間を性格異常とすれば狂信者，好訴者といい，偏執狂，パラノイアという名称は古くからあった．パラノイアというのは傍に片寄った考えということで妄想のことでもあり，偏執というのは偏見を固執することである．またパラノイアは全般的に正気でありながら極く限られた点にだけ慢性の妄想があることである．（邪推の昂じたもの）．

異常性格の犯罪者

犯罪者　19歳の青年，両親は従兄妹同志で，両親も3人の同胞も皆知能が低いが，農家で何とか普通の生活をしている．本人も幼時の発育がおくれ，成績は下の方であった．家庭教育は殆ど行われず，学校でも放置され，父母はふしだらなので，小学校3年ごろから女の子をかまった．

中学を卒業して東京へ出て大工見習となったが，仲間と女湯を覗いたり，小学生の女の子にいたずらをしかけたりして，17歳のとき少年院に収容された．ここで集団リンチを受けて，その辛さから逃亡を企て，捕えられて別の少年院に収容されたが，やはりひどい私刑を受けた．翌年仮退院し食堂に勤めたが，主人に殴られて止め，帰郷して農業を手伝っている間に強姦未遂を起し，少年鑑別所へ送られ，砂利採取場で補導された．

しかし給料の支払いが悪い上 長時間働かされるのが不満で，実家へ帰り，職を探したが見つからず，保護観察者の紹介で運送会社のトラックの助手となった．そこでは同僚にだらしのない人間が居て，一緒に飲み歩き，無断欠勤が増えたので上司に叱られ，会社を止めてしまった．

兄の家へ行ったが留守なので，行く先もなくぶらぶら歩いて行くと，前方を若い娘が行く．あとをつけて行き，道端にあった棒を拾

い，ひと気のない林にさしかかったので「おい」と声をかけると，娘は「強盗」と騒いだので，頭をひっぱたき，金を出せというと出したので，それを奪うと，娘は走って逃げ出した．それでひっ捕えて木に縛りつけ，「いうことをきかぬと殺すぞ」と脅かすと，命だけは助けてくれというので，相手を引き倒して暴行した．もっと金はないかというと，家へ行けばたくさんあるというので，女の家の方へ一緒に行くと，ここで待ってくれ，金を持ってくる，という．待っていると女が入った家から男が2人駆け出して来たので逃げた．しかし警察に通報されて見つかり，逮捕されてしまった．

　この青年は軽い精神遅滞のある性格異常者である．知能の低いのは親の遺伝か，家庭教育や躾けがおろそかにされたためであろう．精神遅滞でもよい環境で育てると，邪気のない，純真で神のような，正常者よりも善良な性質の人間となりうる．この青年は長い人生の行路でひどい社会環境の中に暮らして来たので，この狼のような冷血非情な性質は生まれつきのものともいえない．

　知能が低いと道徳的善悪感は不十分にしか発達しないものでもある．この例は生まれつきの精神遅滞で粗暴冷酷な異常性格を伴うものであるが，この性格は生まれつきのものか，環境の中で育成されたものか，両方がからんで居よう．

反応性人格形成　　危険な事件に遭遇して驚くというような感情反応は了解しうるものであって，**心因性反応**といわれ，これが人格形成にひびいて小心臆病な人間になれば**反応性の人格形成**といわれる．こうして異常性格，精神病質もでき上がろう．

神経症　　また心の底に解決のできないトラブル，苦労，もつれ，悩み，煩悶，心配や葛藤が続いていると，これが慢性の心因となってその反応として精神身体的機能障害を起こして来るものであって，これを**神経症**という．この場合心身の故障が目立っても，心の底に潜んでいるトラブルには本人も気づかないでいることが多く，これをすっきりしないわだかまり，無意識のしこり，**コンプレックス**という．このしこりは患者が努力すれば見つかる

こともあり，患者と長く話をしていると，そのしこりの見当がつくこともあり，当人の長い生活史をしらべてトラブルを見つけ出してやることもでき，あるいは人間は，意識していようといまいと，一般にそういうトラブルを持っているのがあたりまえだと思えるトラブル（たとえばいつ死ぬか分らぬ，死は恐ろしい，性の悩みなど）もある．患者が自分にはそういう悩みはないとして，そういうトラブルがあることを納得しなくても，無意識にそういうトラブルがあるものだとして，そのトラブルから了解できるように今の心身の故障を導くのは，**かのような了解**という．**精神分析**ではこのような了解を行うことが多い．

|かのような了解|
|精神分析|

神経症の場合，大げさに苦しみ悶える，さわぐ，気を失う，うわごとをいう，ねぼけたようにあとで覚えのない行動をする（**もうろう状態**），ひきつけを起こす，ひどい物忘れをする，ばかのようになる，麻痺を起こすというような，大げさな，芝居がかった，派手な心身の障害という症状を起こせば**ヒステリー**といい，くどくどと心身の故障や心配を訴えるような，しけた，不景気な症状が主ならば，**神経症**とする．

ヒステリーと神経症は似たもので根本的なちがいはない．いずれの場合にも，実は大したことはない（重大な病気はない）のであるが，自分の些細な故障を心配して重大に考えたり，人の同情を得ようとして，あるいは口実を作るために，大げさに見せつけたりするという傾向が見てとれることもあり，このような性質はやはり性格異常に基づくと見れば，心配性の性格，虚栄，自己顕示の傾向が強い精神病質となり，こういう性格の人に何かのトラブルが加わると，ヒステリーや神経症を起こすのだということになる．

しかし周囲の状況，身の上，トラブルのいかんによって，性格異常といえない人にも，ヒステリーや神経症が起こりうるも

のであるから，僅かの機縁でヒステリーや神経症をひどく起こし易い人を精神病質ということにし，正常の人にもこういう性質は多かれ少なかれあるものだとしなければならない．誰でもが神経症，ヒステリーになりうるのである．

神経症の症状 　神経症の症状は，心配，悩み，不快，心身の不調感というようなもので，精神障害にしても狂ったとはいえないくらいの軽い症状である．

神経質
自律神経失調 　しかしこういう症状は，精神病の軽いものにも，体の病気にも現れるものである．体の病気も精神病も見つからず，心因も心当りがない場合，無意識のコンプレクスを想定しないとすれば，このような故障を起しやすい人間の出来，性質があるという意味で，**神経質，心身症，自律神経失調症**などと呼ぶこともあり，精神病質なみのものと見ることができる．

　こういう場合，精神的原因によるとするか，体のできにより機能障害が起り易いとするかは，検者の見解の相違で，精神論者であるか，身体論者であるかという，見解，立場のちがいによるのである．

　心の底のトラブルを持っているときに，それを持ち続けることは苦しいことであるので，それを吐き出してしまえば心が軽くなるものである．悩みのある人はそれを誰かに告白すれば心が軽くなる．神に告白してもよい．しかし誰にも告白できないならばどうすればよいであろうか．その時には知らず知らずのうちに神経症，ヒステリーを起こして，トラブルを病気の形で発散して一応心の安らぎを得るのだと見ることもできる．

　もし神経症，ヒステリーの症状が告白であるならば，症状を見て何のトラブルが心の底に隠れているかわかるわけである．精神分析では心の底のトラブルの病的症状としての告白，発散をトラブル発見の手がかりとする．症状だけでなく，夢やいい

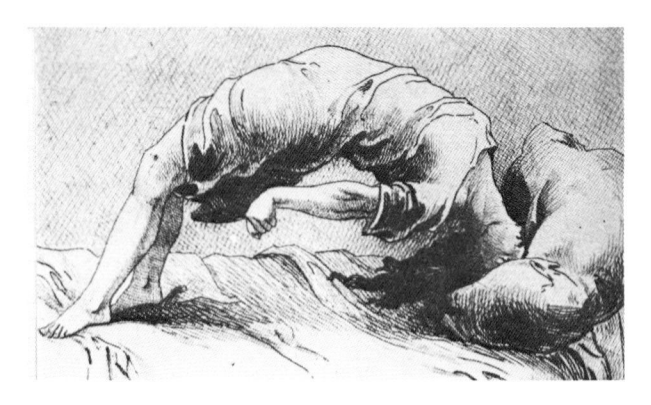

6-7. ヒステリー発作（円弧　アルク・ド・セルクル）（ナタンから）

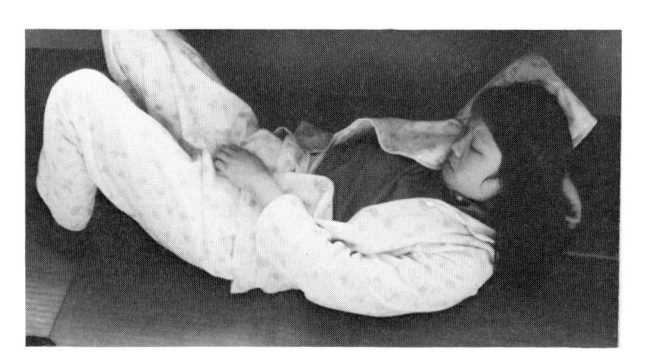

6-8. ヒステリー性発作（睡眠様）

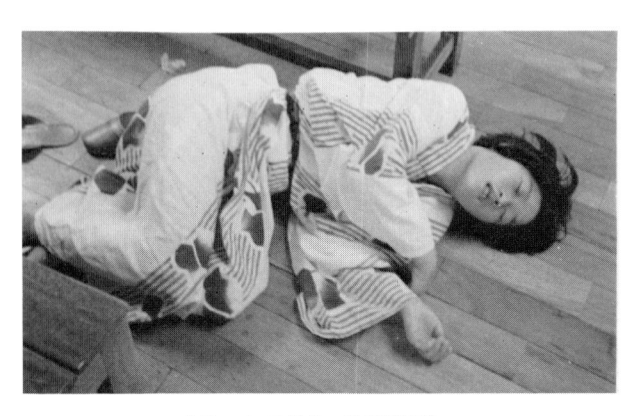

6-9. ヒステリー性意識喪失

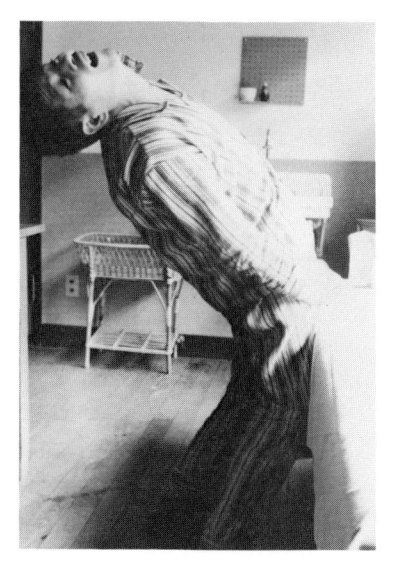

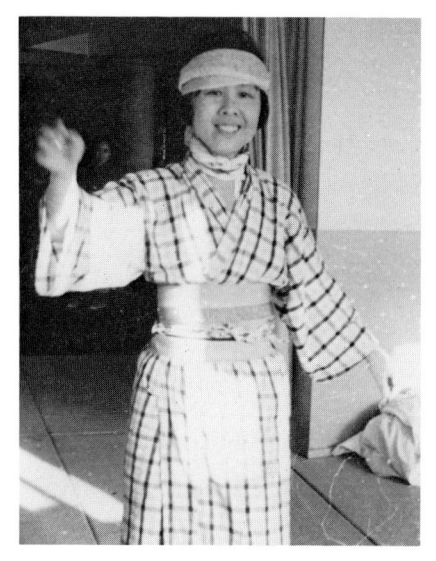

6-10. ヒステリー性発作　　　　　6-11. ヒステリー性興奮（芝居じみて踊る）
直立すると, そり返ってしまうけいれんが起こる.

　　まちがいや, 日常生活の行動の仕方に, 隠れたトラブルがそれ
となく姿をあらわしているものであるとする.
　　ある女の国語の先生は講義中に藤原の公任(キンタフ)というところをフ
ジワラノキンタマといってしまった. 調べてみるとこの女の先
生は夫の浮気を苦に病んでいることが分った. この舌滑り, ス
リップ・オブ・タング（いいまちがい）は心の底の悩みのおの
ずからの告白なのである. この見方では病的症状を出現させる
ということは生物のおのずからの治療行為なのである. 自然の
治癒作用である.
　　しかし多くの場合これだけで病気が全治してしまうものでは
なく, まにあわせの, 曲りなりの治癒努力なのであるから, こ
の仮面の告白の意味から本当の隠れたコンプレックスを探し出し
てやれば, 全治に至るのである. 仮面をかぶった告白というイ
ンフォメーションをコンプレックスは始終発しているので, これ

を受信してその暗号を解読(デサイファ)するのが精神分析のやり方である．

夢　　夢にもこの仮面の告白が現れているとすれば，夢も心の底のトラブルの治癒作用なのであるから，夢をみるので熟睡できないという不眠症患者の訴えはまちがっているのであって，夢をみるから心の健康が保てるのだというべきであり，夢もみないで熟睡するというのは望ましい状態ではあるまい．心の底に何のトラブルも持たない人は夢を見ないだろうか．夢は誰でも睡眠中に一回20分くらいずつ一夜に5～6回みるものなのであって，これは脳波の形から分かる．

睡眠中には電圧の高い徐(おそ)い波が連続して現れるが，このとき夢をみると，覚醒時のときのような低い速い波となり，このとき眼球が激しく動く．

神経症という名，ヒステリーという名は適当ではないが古くからあるので使っている．

神経症　　**神経症**はもともと物質的病変のみつからない神経系の病気ということで，精神的原因によって起るという意味はなかった．それでパーキンソン症のように今では脳幹神経核の病変によることが分っている病気も昔は神経症といわれた．

葛藤反応　　神経症の本質はトラブルへの応答なので，**葛藤反応**というべきなのである．内因性精神病も，基になる身体的な病気は見つからず，精神論者ならば精神的原因を求めてそれから了解できるように導き出せるから，内因性精神病を神経症なみに見ることができるが，精神病はいかにも狂ったように見え，神経症は狂ったようには見えない(病識の有無も関係する)．ただしヒステリーとなると狂ったように見えるのもある．

神経症のときには，そういう原因があれば今の病的状態が起こったことが了解できるというような心因を探し出して，それを解決，発散解消させるのが建前であるから，患者と家族から

長いことかかって，その生活史，身の上を，秘密にわたることまで，聞き出さねばならない．

最初のヒステリーの精神分析例

ブロイアー　　精神分析のはしりはフロイトの先輩のブロイアー（1842〜1925）の1880年の症例である．O嬢（ベルタ・パッペンハイム）は21歳であったが，2年前から腕の麻痺，嚥下困難，もうろう状態を起こし，このもうろう状態では，とぎれとぎれのひとりごとの中で，彼女が慕っていた父の重病の看護中のことを表現するかの如き言葉が聞きとれ，催眠術をかけるとこのもうろう状態を人工的に起こすことができた．この状態の中では，この娘が母とともに父が死ぬまで看病に専念したが，途中でこの娘は病気になって看病できなくなって悩んだことが分かった．

　　この催眠術を反復しているうちに，覚醒時にも看病中のことが思い出せるようになると，ヒステリーは軽快した．父の看病中うたたねをして，父のところに蛇が来たので，追い払おうとしても腕が動かなかった夢を見たことを思い出すと，腕の麻痺は治った．以前嫌いな婦人が自分の食器から犬に水を呑ませるのを見ていやな感じがしたのを思い出すと，嚥下困難が治った．

浄化療法　　ブロイアーはこの治療法を煙突掃除，**浄化療法**と呼んだ．こうして

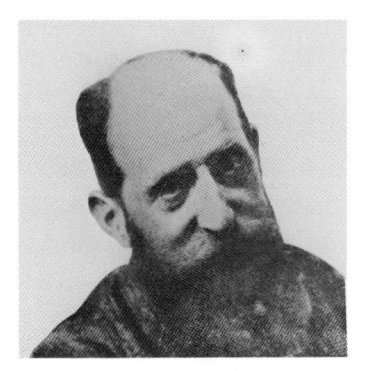

6-12．ブロイアー

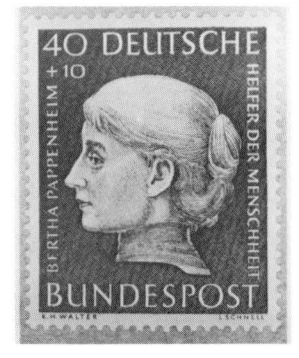

6-13．ベルタ・パッペンハイム
ブロイアーがはじめて治療したヒステリーの患者．のち有名な社会事業家となる．

感情転移　長時間をかけてブロイアーは娘の治療を熱心に続けているうちに，彼女はブロイアー（40歳）を慕うようになり（**感情転移**），ブロイアーの妻は夫が浮気をしているのだと嫉妬するので，ブロイアーは治療を中止すると，彼女は想像妊娠でブロイアーの子を孕み，陣痛まで起こしたので，ブロイアーは閉口して逃げ出してしまった．彼女は数年間サナトリウムで過ごして，ヒステリーは治り，その後生涯独身で，有名な社会事業家として活躍し，戦後記念切手（1954）が出たほ
昇華　どであった（**昇華**）．

　この症例を基としてフロイトは浄化療法，感情転移（父を慕っていた感情を治療者に向けて慕う），昇華（コンプレクスを価値の高い行動として発散する）などの観念を作り出した．

心因性反応

　ある女子中学生，このごろ元気がなくなり，学校へも行かず，家に閉じこもってしまった．尋ねてみると，私はもうだめだ，といい，体の診察も拒む．長時間かかって接触をつづけ気持を聞き出してみると，彼女は妊娠したらしい，今月は月経がない，乳首の色が濃くなったようだ，他人もこのことを知って彼女を覗きに来るようだ．裁縫の時間にへまをしたら，先生が彼女のことを仕様のないおばさんだね，といった．先生は私の妊娠のことを知って，おばさんなどと皮肉をいうのだ．彼女は高校へ行っている兄と同じ部屋に居るのだが，本に男の人と一緒になると妊娠すると書いてあったから，彼女も妊娠したのだろう．乳首の色も人に見られてはたいへんだから，裸になれないのだ，ということを打ち明けた．

　このような心配があれば彼女の憂うつ，不登校の意味が了解される．こういう場合には事情を説明して，彼女の根拠のない心配の種を解決してやれば治ってしまう．この場合，表面的にだけ見て，彼女の心の内に立ち入らないと，統合失調症と誤る（統合失調症の引込み，拒絶，妄想と誤る）．

ヒステリー

　25歳の娘，虫垂炎で外科に入院して居てよくなり，退院が近づくと急に両脚が麻痺してしまい，歩けなくなり，動くときには人に縋って

やっとのことで動く．脚の諸反射の異常はなかったので，脳-脊髄-末梢神経の損傷があるとは思えなかった．苦しそうな様子をしていると同時に艶（なま）めかしい態度も見られた．

　この娘の父は地方の小役人で，養子に来た人で，仕事に身が入らず，道楽に金を浪費してしまうような，つまらない人間である．母は家付きの娘で小さいながら先祖代々のこの地方の名物菓子を作っていて，少しは財産もある．父は家業を手伝うこともないのらくら者で，母は商売熱心の働き者である．この夫婦には3人の子があり，長男は父に似て地方の役所に勤めて遊び好きであり，長女は自由奔放な生活をして画家になり，家に寄りつかない．

　次女である患者は幼時から父や兄や姉に反発し，母にひどく同情し，母と店の経営の苦労を共にし，菓子の製造販売も2人きりでやっていた．母や経営の話になると娘は今でも泣き出してしまうくらいである．高校を出てから映画を見ることもなく，新しい着物を買ってもらうこともなく，友人と交際することもなく，ただ母と共に身を粉にして働くだけであった．母に骨休みをせよといわれても，着物を買ってやるといわれても，母がこれほど苦労しているのに自分だけいい目に会っては母に済まないと，全部断ってしまった．孝行娘として評判になった．

　ところが急に虫垂炎になって外科に入院し，生れてはじめて余裕のある日を送った．そして受持の若い医者を好きになってしまった．恐らく彼女が男性として行き会った初めての人なのであろう．しかしその人に自分の気持を打ち明ける術も知らないほど世間知らずで，どうしてよいのか分らない．ところが退院の日が近づいて来ると急に脚が麻痺してしまい，人に縋ってあるくようになった．

　脚が利かなくなったのは退院を延ばす無意識の願いの現れであり，人に縋って歩くのは頼りなさの現れである．艶めかしい態度は何か色情的なものがからんでいるからなのであろう．このヒステリー性の麻痺の症状は，このように隠れた本心をそれとなく，象徴的に表現している．この娘は哀れにも青春を持たずに過ごして来，今やっとそれを見出したのであるが，気の毒にも神経症-ヒステリーの形でしか見出せなかった．本来ならば女の子は父を慕うものであるのだが，父はろくでなしであり，母は男まさりのしっかり者であったので，父と

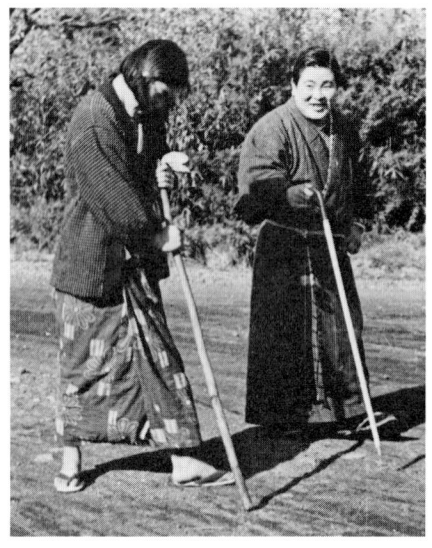

6-14. ヒステリー性歩行障害(左)と
盲人(右，恋人)
盲人の恋人との結婚を反対され
て歩行障害を起こした．

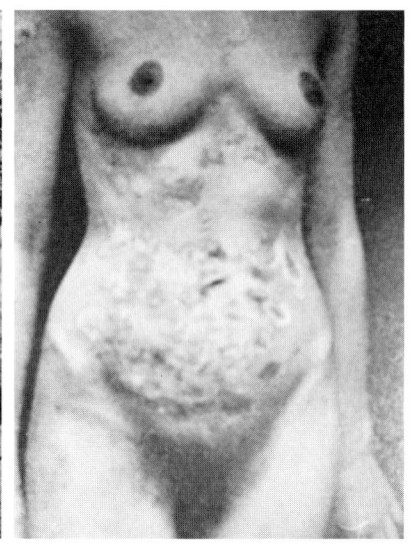

6-15. ヒステリー性自傷
（わざと病気になる）
（クレペリンから）

母をとりちがえてしまったところにも深因があるかもしれない．なぜこの娘だけがこうなり，他の子供たちはこうならなかったかの理由はわからない．

　治療は簡単で，この問題の話合いだけで歩けるようになり，再発しないように処世の術を教え，娘らしく楽しみもし，着物も買ってもらい，そのうちに結婚できるような希望を持たせるだけで，すっかり健康な生活を取戻した．患者に不満や願望があると，それを象徴的に表現するような身体的な症状が現れるのを，人間に具わった**ヒステリーの機構**といい，恐しいと震えるとか，恥かしいと赤くなるのと同列の出来事なのである．

ヒステリーの
メカニズム

不安神経症の精神分析

不安神経症　　13歳の少年，よい子で体も丈夫であったが，近頃何でもない種々の

物に対して不安が生じ，自分でもなぜ不安になるのか分らない．学校で体育の時間が来るのが不安で，むりに体育をやるとへまをやり，よけい不安になる．夜，火事が起こりはしまいかと不安で眠れない．時どき目の痛みが起こり心配である．前にはソーセージをかじるのが好きであったが，ひどく嫌いになり，見るのもいやになった．よく出来る生徒なのに試験がこわくて受けられない．夜寝るときに誰か隠れて居そうで，押入れの中まで覗いて人のいないことを確かめる．父と外出すると，車にひかれて父が死んだらと不安になり，橋を渡るときには落ちはしまいかと不安になる．母や妹と車に乗ると，ぶつかりはしまいかと心配になるが，父と一緒ならこういう不安はない．美しい，女性的な感じの少年で，よく友達にからかわれるという．

　これらの症状の由来の見当をつけるには長いこと身の上話を聞かねばならない．

(1) 母によると，この少年が3歳頃男女の友達とお医者さんごっこをして，母に見つかり，ひどく叱られ，その後吃りを起こし，シとかチで始まる言葉を吃った（シリとかチンと関係があろう．この頃自慰的に見える行為もあった）．

(2) 中学に入ってから自慰が始まったが，この行為で頭が悪くなり試験に落ちるかもしれないと思ってやめた．

(3) 10歳のとき父母に温泉に連れて行かれたが，夜に酔っぱらいが寝ている所に入って来て，恐ろしくて逃げることもできなかった．

(4) そのころ他の子供たちと野原で焚火をしたとき，草に燃え移って広がり，やっとのことで消しとめたが，ひどくこわい思いをした．

(5) 12歳のとき町内の青少年とハイキングに行って，ある青年に林の中へ誘い込まれ，その青年は少年の陰茎を出して口に入れた．咬み切られるかと思った．青年はこんどは反対のことをさせようとした．少年は隙を見て逃げた．少年はおとなの勃起した陰茎の大きさが正常だと思い，自分のは小さいと心配した．

(6) フットボールをしているときに，ボールが陰部に当たってひどく痛み，そのためこの器官をいためたと信じ，大人になることはできないのではないか，と心配した．

神経症的な恐れの由来は次のように解される．

去勢不安　幼児の性的な遊びで女児に陰茎がないことを見つけ，自分のも失われることがあるのではないかとの恐れが生ずる（去勢不安）．試験の不安は(2)のために頭が悪くなっていると心配しているからである．性欲をむりに抑えておくと不安となって現れるものであるから，火事の不安も(4)のみのせいではなく，抑えがたい性の衝動の焰に対する不安もあると解される．ソーセージ恐怖は(5)の経験にも(1)の経験にも由来する．この少年の夢に大きな口の獣が自分の脚を食って小さくしてしまったことがあり，びっくりして目がさめたというが，脚は陰茎の象徴であろう．体操の不安も性器，身体の劣等感により，女っぽいといわれるのを苦にしているからであろう．

更に深く恐れの由来を解釈すると次のようになる．(5)と(6)の理由によって少年の「男性の理想」がひどい衝撃を受けたのであり，体操をはばかるのは，それはお前のすることではない，お前は男ではないのだし，男になれもしないのだから，体を鍛えたって仕方がない，お前にはあんな大きなものはないのだから．試験が恐しいのも，学年が進んでも成熟できないからである．いつか母が「お前は大きくなりすぎちゃって，いつまでも小さな子供でいたらよかったわ」と何気なくいったのが，ひどく少年の心にひっかかったとのことである．目が痛いというのは，眼目のところがだめだ，男になれないということである．

しかし少年には男になりたいという願望があり，車に母や妹と乗るのは不安で，父となら不安にならないのは，女と一緒にいると自分が女のように思えるからである．この少年はヤマトタケルノミコトの話が好きで何回も読んだが，それは女装をしていたが英雄だったからであろう．

少年は大きな陰茎を得たい．林の中の青年の大きなものを噛み取って自分のものにしたい．しかしこんな猥褻な願望はとても意識に上らせられるものではないから無意識に斥けられる．それでソーセージがいやで食べられないという症状となって姿を変えて現われるのであろう．

父が死んだらという不安については，男の子は父に嫉妬するもので，無意識に父を亡きものにしようと願うものだから，父が死んだら

という恐れは実は死んでくれればいいとの願いなのであるが、無意識の心の中でこのような悪い考えが罰されて、橋が折れて落ちはしまいか、目が痛くなる、火事になりはしまいかとの心配を起こすのである。ある時少年が学校から戻って父が居ないので母に尋ねると、出張で出かけたといわれて、思わず「しめた」といって、母に叱られたことがあった。何気なく本心が出てしまうのである。

　上記の症状の解釈は、はじめの方のものは実際にあった動機から了解されるものであるが、あとの方の解釈は、想定された動機から、本人には意識にない無意識の道程を経て了解されるように、症状が現れてくるので、かのような了解であり、心の底の、気がつかないところでこのような仕組み、機構が働いているのだと想定する、精神分析、深層心理学のやり方である。このやり方によれば、一つの症状にもいろいろの由来が求められるので、検査者個人個人によって、いくらも異なった見方ができることとなる（神経症の精神分析）。

　このような見方をすれば、内因性統合失調症を心因性神経症なみに取扱うこともできなくはない。

統合失調症の精神分析

統合失調症の精神分析　25歳の会社員、婚約中であるが、このごろ噂や悪口の声が聞こえてきて、それに悩まされ、勤めもできず、不機嫌になり、暗い顔をしてあまり話もせず、毎日寝たり起きたりしているだけで、新聞もテレビも見ない。聞こえてくる声は男の声で、あいつは犯罪者だとか、あんな奴が嫁をもらうんだそうだなどといういやがらせを言ってくるのだという。統合失調症という診断で薬による治療が行われ、幻聴は消え、活発に話をするようになった。
　彼は元来少年に対する同性愛的な傾向が強く、小中学生の家庭教師をやったのも、アルバイトのためだけではなく、少年の近くにいると喜びを感じたからであった。将来小学校の教師になりたいと思ったが、こんな邪念を持って教師になるのは罪であるから、むりにその希望を抑えて会社員になってしまった。しかし非常に心残りで、最近でも公園でショートパンツの少年たちが遊んでいるのを見て、心をわくわくさせ、そんな写真を集めたり、絵を画いたりしたという。

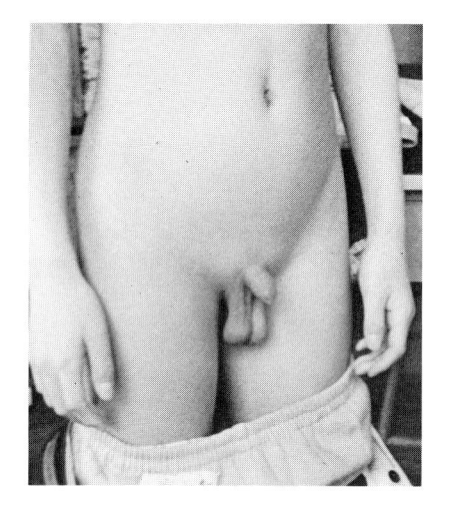

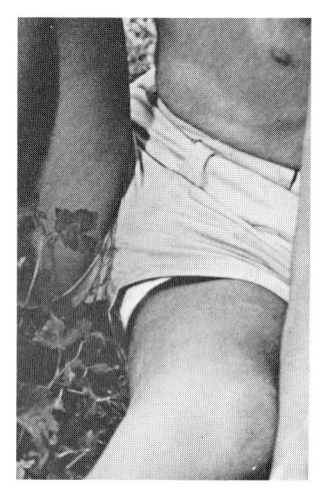

6-16. 同性少年愛者のコレクションから　　6-17. 同左

　昔お互いに特に仲がよかったBという少年が居たが、婚約者はBの姉ではないかと思う。婚約者はそんなことはないというのだが、Bの知合いが復讐のために、結婚の相手に仕組んだのだと思う。
　迫害されるという妄想は、同性愛を悪いとして自ら禁止すると、無意識の心の中の仕組みで、「私は同性が好きだ」が「私は同性を憎む」となり、さらに「同性は私を憎む」に変り、同性から迫害されるという迫害妄想になるのだとフロイトはいった。
　このように変われば却って自分は救われることになる。自分が悪いのに相手を悪者にしてしまうことになる。統合失調症の妄想は自己の欲望を抑えたため起こったことになる。これは精神主義の人の見方であるが、身体主義の人によれば、身体的に起こった統合失調症の妄想が、その妄想の内容としては了解できるような形をとるのであって、発生は身体的条件によるのだとする。

　神経症の場合には悩みを解決すれば治るが、統合失調症では治らずに進行して欠陥状態に陥ることが多い。この場合には精神的原因によって不可逆的な変化も起りうると考える人もある。たとえば精神的ストレス、悩みによって自律神経機能障害を起こ

軽い症例　125

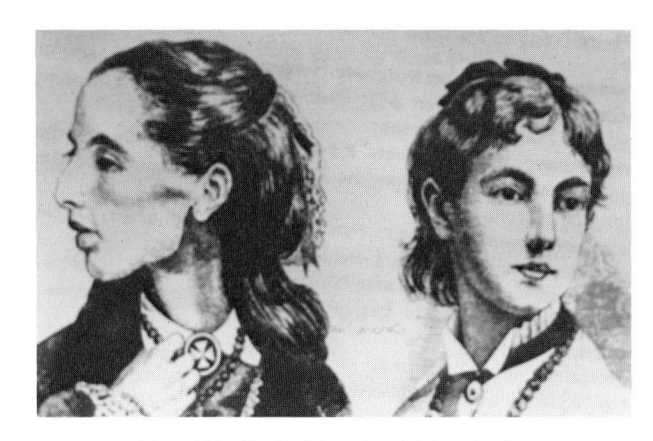

6-18. 神経性無食欲症（青春期やせ症）
右は健康時　青春期の娘が肥りたくない，妊娠などしたくないという願望から，食欲を失ってしまう神経症．

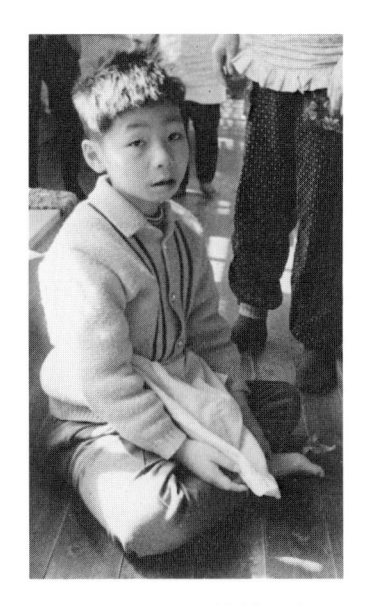

6-19. ぼけた幼児自閉症

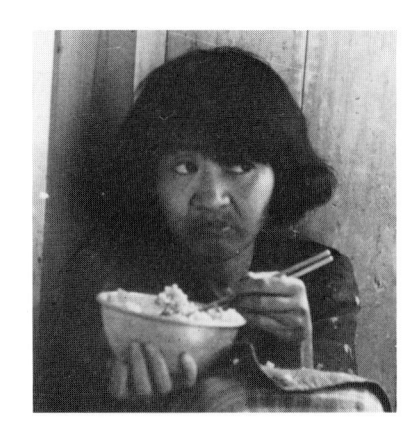

6-20. 年を経た幼児自閉症
これはいかにも統合失調症的である．

し，そのために胃壁の血管が収縮して胃壁に栄養障害を来たし，壁の組織の壊死を起こして胃潰瘍となり，このものは不可逆的な変化であるが，脳の中にもこういうことが起るかもしれない．ただしこれは未だ確認のないことがらである．

幼児の自閉症　**幼児の自閉症**といって，極く幼ない子供に他人との交りが失われ，まなざしや言葉さえも失われてしまうものがあり，精神薄弱のように見えるが，著しい精神薄弱よりずっと慣れ親しむことがない．

　これは最初は親の出方（両価性）から親子間の心の交りの遮断が生じて，そのため子供が自閉に陥ると解されたが，統合失調症の幼児型かもしれず，このごろはこのような子供の脳にきずがあって，認識の障害があるために自閉になるのだという人もあり，幼児自閉症も神経症なみに，内因性精神病なみに，器質性精神病なみに，解され，どれが一番正しいということもない．

悪癖　児童のやっかいな**悪癖**，吃り，爪咬，指しゃぶり，おびえ，夜尿，学校嫌いなどは，多くは社会や家庭内のトラブル，躾けのまずさ，親子関係のまずさ（甘やかし，厳格，心の通いの遮断）によるものである．児童では心がまだしなやかで固定していないから，神経症的な故障を起こし易くもあるし，また治りよくもあるために，生れつきの性格だからとどうにもならないと，早くあきらめてはいけない．

　児童の神経症的な故障では，心因となる事件は慢性の不都合な家庭の状況で，家族もそれと気づかない，漠然としてつかみ難いものであり，症状も心因から直接了解されるようなものでなく，家庭や社会の雰囲気というようなものから解されるものなので，児童の環境を詳しく調べて，不都合と思われるものを是正しなければならない．多くの場合，児童の治療は家庭の治

療，親の治療，教師の治療，教育制度の治療につながるものである．

幼児自閉症

　3歳の男の子．頭がよくてもう数字を書いて遊んでいると親も喜んでいた．1日に半紙何枚も数字を書く．将来学者になるかもしれないと期待された．しかし，まもなく数字が崩れてきて，わけの分らない曲線のつながりとなり，話もしなくなり，母にすがらず，机の上や戸棚の上に昇っては降りるという自分1人の遊びを1日中だまって，あるいはきいきいいって，くりかえしているようになった．

　妙に思われて病院へ連れて来られると，全く医者にとりあわず，勝手にひとりで歩きまわり，物をいじりまわし，人にまなざしを向けない．レコードプレーヤーで何十回も同じ歌を，途中までかけては針をもとに戻したり，雑誌を30分間もぱらぱらめくったりしているだけである．母が病院に訪問に来ても知らん顔をして居り，帰るときもあ

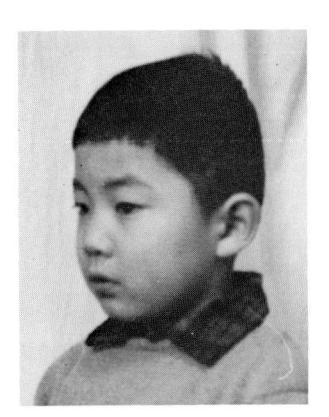

2歳

7歳

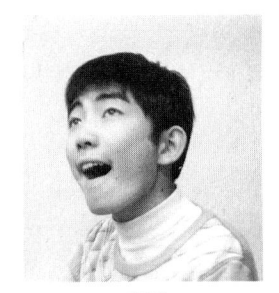

17歳

6-21.　幼児自閉症
ひどい幼児自閉症であるが，賢そうな顔をしている．おそらく幼児の統合失調症であろう．15年後にはひどい認知症状態に陥った．

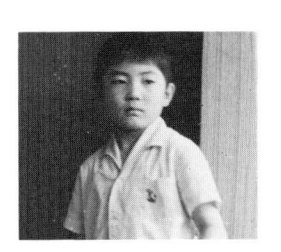

とを追わず，そっぽを向いて「僕泣く」といっただけであった．この言葉が数ヵ月の入院中に口に出した少数の言葉の一つであった．

10年もすると惚けてしまい，ただ部屋の中をうろうろしたり，大便を食べてしまったりするようになった．家庭には問題はなく，1歳ちがいの妹は正常に育ち，母はそっけない感じの人で，父はべたべたした可愛がりようをする人である位のことしか目立たなかった．

神経症性夜尿

8歳の女児，一人っ子，このごろ夜尿が始まった．幼時以来ずっとなかったことである．泌尿科では病気は見つからなかった．知能も遅れていない．父は会社員，母はもと看護婦で，結婚以後勤めは止めていたが，このごろ子供が大きくなり暇ができたので，また働き出した．娘は学校から戻って来ても父も母も留守で，近所に友人もなく，隣のおばあさんから母が預けていったおやつをもらってくるだけである．ひとりで味気なく両親の帰りを待つしかない．

父は娘へのサービスのつもりで，日曜などに娘をつれ出してドライブに出かけるが，どうもこれは父の興味のためのようで，娘は途中で車に酔って頭が痛いといい出し，結局娯楽もなしに，父もせっかくの楽しみをふいにされて，不機嫌になって戻る．

この家庭の状態を変えるため，母の勤めを止めさせて在宅しているようにすると，娘の夜尿は治った．不満があれば自律神経失調を起こすので夜尿となると簡単に考えられもし，また一層うがった解釈をすれば，娘は不満を洩らすのを尿を洩らすという象徴で示すのであり（身体の言葉），無意識には，夜尿で叱られても，母にかまってもらいたいのであり，母に世話をやかせて娘を放置する母に仕返しをしているのである．ドライブで酔うのは，ドライブなど嫌だということであり，娘をだしに使って実は父がドライブで楽しんでいるのを，娘は酔いや頭痛で台無しにして，父に仕返ししているのである．

登校拒否（不登校）

11歳の男児，学校へ行かなくなり，前日は行く行くといいながら当日になると行かない．先生が迎えに行くと隠れてしまう．成績はよい．数ヵ月このような状態なので病院へ連れて来られたが，よい子で

何も変ったことはない．田舎の山の中の小学校であるが，視察に行くと生徒は皆躾がよく行儀がよい．昼休みにさえ校庭で遊んでいる子はなく，当番の仕事をしたり，家でやり切れなかった宿題をしたりしている．この子は卒業まで，ついに登校しなかった．

中学は3年間に1日行ったきりであったが，家で好き勝手に勉強している様子なので，校長に頼んで卒業させてもらい，独学で高校卒業の資格試験に通り，大学に受かって，大学では出席し，工場に勤めて車など元気にとばしている．本人に尋ねてみても，ただ何となく行くのがいやだったのだというのみである．

恐らく，只今の学校生活は朝から晩までゆとりがなく，あらゆる点で管理されていて，窒息しそうな雰囲気であり，将来子供に社会でうまくいくように，よい大会社に入って有能な社員になるようにとの資本主義社会の要求にあまり応じすぎて，働き蜂みたいなコンピュータ人間を作ることに専念しすぎ，これが教育だと思っているので，これについていけない人間は悪いことをするか，引っこんでしまうかするより仕方がない．

全員が高校へ行ける時代に知能体力の差を無視して全員に高学力の授業をたたきこむのは不可能なことで，このために学校を窒息的雰囲気にしてしまう．多数の人間の中位の所へ標準をおいて教育しなければ落伍者ばかり生産することになる．頭のよい者は容易に消化できるもののみを与えておいても自らむずかしいものに勝手にぶつかって行って消化しうるので，専ら優秀者を目標にした教育をする必要はないことを教育者も為政者も知らないのである．

そして不登校，校内暴力，いじめなどと次から次へと出てくる神経症的障害にてんてこまいさせられているのである．

神経症の分類　　神経症では現れる症状によって，不安神経症，ヒステリー，強迫神経症，恐怖神経症，抑うつ神経症，神経衰弱，心気症，離人神経症などに分けられるが，このような症状の差異ができ上がるのは，心因の種類にもより，また当人の性格のいかんにもより，あるいは周囲の状況にもよる．

不安，抑うつ，神経衰弱，心気などは皆似たようなもので，

心配性の人，気の小さい人，取り越し苦労をする人，健康の心配をいつもしている人，劣等感のある人などに現れるものであり，強迫，恐怖は自信がなくて，いつもくよくよしていて，安心できず，自分の精神的能力に不全感，疑念を抱いていながら強情な完全欲の強い人に現れ易い．

強迫　　**強迫**というのは，おどかすの脅迫ではなく，強いて迫るということで，ある考えとか，感情とか，意向とかがいつも頭をもたげて迫って来て，このような考えや意向は意味もないことで，じゃまだから抑えつけ，追い払おうとしても強いて迫ってきてどうにもならず，むりに抑えつけてしまうと不安になって居たたまれず，やはりその考えなり意向なりに従ってしまうのである．

詮索強迫
頭は上にあって足が下にあるのはなぜかという考えがしじう浮かんできて，こんなことはどうでもいいことではないか，こんな考えにとりつかれるのは意味がないと思っても，どうしても考えざるを得ず，他の仕事も勉強も娯楽もできなくなってしまって，じゃまである．むりに考えまいとするとじっとしていられないぐらい居ても立ってもいられなくなって苦しいので，またその考えをくりかえしてしまう．

不潔恐怖
手に黴菌がついて汚いから洗おうという意向が迫ってくる．そして十分に洗うと，まだついていはしないかと気になり，また洗わずに居られない，また洗うと，まだついているから洗わなければならないと思い，また洗う．このようなことを1時間も2時間も繰り返している．洗わずに我慢すると不安になってじっとして居られない．

強迫行為
学校へ行くときにスニーカーを履くのだが，一度履くと紐がうま

くむすべていないのではないかと，また紐をほどいて結びなおす．そうするとまたうまく結べていないのではないかと，また結びなおす．こんなことを何十回となくやっているので学校に遅れてしまう．

尖端恐怖

尖った物を見ると恐しくて，見ることができない．ナイフや針はもちろんのことであるが，鉛筆でも，楊子でも，木の棒でもそうである．こんなものは危険でも何でもないと知っていながらどうにもならない．小さな子供が鉛筆を差出してもたじたじとする．

離人 離人というのは妙な言葉であって，デパーソナリゼーションの直訳である．パーソナリゼートとは人間とするということで，現実にある，生きた人間という存在にするということで，デはそれがなくなることである．即ち自分という人間が存在し，現実にあり，生きているということの実感が失われる．自分という人間だけでなく，他人，外界の事物，真理，あたりまえのことにまで及ぶ．

　すなわち，外界の物の存在感，現実感，生命感がうすれてしまうのであるから，実感喪失といってもよい．人が疲れたときに，自分自身も外界もちゃんとあるのかどうかぴんとこない，ということが時どき起こるものであるが，その著しいものである．

離人神経症

見るものも聞くものもぴんと来ない．実感がない．生き生きしていない．人を見るとちゃんとはっきり見えるのにガラスでも透して見るようで，平べったく，奥行きがなく，絵のように浮き上っている．人は魂のないデクノボウみたいで，ロボットのようにぎくしゃくしている．木の葉の色も死んでいる．まるで夢のようで，本当に人なり物なりがあるという感じがしない．私があなたの傍にいると，木の棒が2本つったっているようで，味わいがない．机の上の菓子を食べて

いると，指でつまんで口に入れるのが，2本の棒で穴に入れるような感じで，食べて甘いのだが，味わいが感じられない．

神経症の各症状は器質性精神病にも内因性精神病にもいくらも現れることがあるので，神経症というときには，症状性精神病を起こすような体や脳の病気がないこと，内因性精神病の症状がないことを条件としなければならない．神経症とも内因性精神病との区別ができないような症例は**境界例**というが，どこまでも両者を区別する努力をして，どうしてもできないときに仕方がないから境界例としておくべきであって，統合失調症には神経症的症状を伴うものがよくあるので，こういうものまで境界例とすることはない．

境界例

境界例を，長いこと経過を見ていると，内因性精神病の方へ片づいてしまうことのほうが多い．非定型精神病というのは，統合失調症，躁うつ病，さらにてんかん，器質性精神病などの種々の区別さるべき精神病の性質を2つ以上混合させているときの病型で，統合失調症とうつ病，統合失調症と躁病，統合失調症とてんかん，統合失調症と錯乱などの形があるが，これについても境界例で述べたようなことがあてはまる．

神経症の診断名

神経症という名称は，神経症様の状態は何の精神病の軽いものや初期には現れうるものなので，まだ何の精神病とも確定できないときとか，重い病名をつけるのをはばかるときに，一応患者の安心や都合のために用いられることがよくある．

神経症，ヒステリー，異常人格のまとめ

異常人格（人格障害）　性格の変化が正常（ありふれた，大多数のもの）からかけ離れている．そのため周囲を困らせ，自分でも悩むなら精神病質，精神病ではない．

心因性反応　動機に対する，了解しうる，主として情意的な応答，深い動

機（生活史的な慢性の葛藤，無意識のしこり，わだかまり）なら神経症，またしけた，不景気な症状のは神経症，はでな症状のはヒステリーということもある．ヒステリーは大体しけた，神経衰弱状態や抑うつ以外の症状．

神経症　心気（疾病懸念），強迫，恐怖，抑うつ，不安，離人．

ヒステリー　興奮，体の症状（麻痺など），意識混濁，妄想，健忘，偽痴呆（偽認知症），このごろは精神病質人格を人格障害という．いろいろの人格障害や神経症の底には不安があると見られるので，まとめて不安障害ともいう．

また恐慌障害とよくいわれるが，恐慌，パニックとは突然の大災害で人々がこぞってあわてふためくこともいい，また個人的に突然息がつまり，心悸亢進，胸が苦しく，冷汗が出て，がたがたふるえるなど，不安反応の強いものが何の心因もないかのように見えて，時々突然おこる発作が取上げられる．うつ病の薬が有効．

近頃は反応とか病といわずに，障害，ディスオーダーといい，気分障害（躁うつ病），人格障害（異常人格），器質性精神障害（症状性精神病），不安障害（不安神経症），恐慌障害，解離障害，身体形障害（以上二つはヒステリー），演劇障害（ヒステリー）などと名づけられ，病，神経症という表現を用いない．

（付）　精神分析学者を精神分析する

　　フロイトはいかにして精神分析を発明したかを分析的に解釈する．──フロイトが生まれたとき，産婆は彼の母に，「この坊ちゃんはきっと偉くなりますよ」といい，母はいつも息子に，「お前はきっと偉くなるよ」といっていた．フロイトの父は，息子と仲が悪く，よく叱ったが，母はかばって息子の将来に期待をかけた．フロイトの家は貧しかったので家もガタピシであり，隣の室の物音も聞こえたので，夜中に父と母がごそごそ交わったりするのを聞き，隙間から覗いていた．西洋にはこういうことはよくあるので，フランスにも，ジュエ・ア・パパママン，父母ごっこをやるとの子供のセックス遊びの言葉がある．これをフロイトは「原光景」プライマル・シーン，ウルスツェーネという．これがあとまで残っていてコンプレクスになり，のぞき，ヴォアール，のぞき者ヴォアユールという異常性欲となる．あるとき幼いフロイトはパパママンの最中の両親の室にとびこんでオシッコをしてしまった．コックから出るものはまだオシッコしかなかった．父はその汚いちんぽこ切っちゃうぞと叱ったが，母は「お前はきっと偉くなるんだよ」となぐさめた．それでフロイトは欲望をおさえてガリベンをし，身持をよくした．コンプレクス「原光景」はあとで精神分析の大発見となった．ヴォアールは男の

女風呂覗きみたいなもの，ノイローゼはその性のコンプレクスを見つければ治るという大発見の緒となった．クライエントの性生活をくまなく覗いてコンプレクスを見つける精神的ノゾキは昇華である．治療のためならこういうノゾキは大発見でもあり，名声を得，金にもなり，偉くなれ，自分も楽しめるとなれば，フロイトは母の期待にそえる．ミクソスコピア（性交ノゾキ）が精神的ノゾキ（クライエントの告白）となって治療法となるのも昇華である．なおフロイトはユダヤ系のため幼時父の命令でラビ（ユダヤ教の師）から割礼を受けた．これは南方民族（イスラムも）にも行われるもので，ろくに麻酔もきかぬまま包皮を切るのである．幼児は「父が私のペーニスを切るのだ」と思い，父をうとんじ母に親しむことへの父の嫉妬による復讐と思う．そして幼時にペーニスのない子，女の子を，ペーニスを切られた子と思う．こうして父は敵，母は保護者，恋人となる．このような幼時体験から精神分析という大発明をして，母の期待通りの偉い人になった．フロイトは幼時の性体験を重視し，それに背く弟子のアードラー（権勢欲），ユング（人類共通の集団的古代意識）を破門した．以上フロイトの精神分析を使ったフロイトの分析である（モリス，高橋義孝による）．

7

精神障害の諸状態

状態像　精神病について述べるときに、まず総論として個々の異常な精神状態、精神症状を知覚の異常、思考の異常、感情の異常、意欲と行動の異常というように述べるのが普通のやり方であるが、実際に患者をみる場合にはこのような区別に従ってみるのではなく、全体的にとらえて、その中で何が最も主景をなしている状態像かということを知ることが肝要である．

　実をいうと、何という精神病であるかの診断を下すよりも、次に述べるような精神的諸状態のどれに当たるかを見る方が都合がよい．このような状態のどれに当たるかで捉えれば、診断はおのずと定まって来、また何病とするかは、見る個人の任意となることさえある．このような全体的な精神状態はノイマンの単一精神病の各期の様子と大体一致する．

　こういう全体的な精神状態というものは、そう各種多様のものではなく、大きくまとめると次の6種となる．

1．神経衰弱状態
2．活動増減状態
3．幻覚妄想状態
4．意識混濁状態
5．記憶減退状態
6．知能低下状態

1．神経衰弱状態

神経衰弱状態　精神身体的な故障をひどく訴えて悩むが，客観的にはたいしたことがない状態で，主として主観的な故障感の強い状態である．

心気
ヒポコンドリア
　心配，不快感，記憶力減退感，作業能力減退感，注意集中困難，あるいは不眠，頭重感，身体的不調感ないし疾病感（**心気，ヒポコンドリア**），心臓や血行や消化器など植物神経系に司どられる器官の機能障害，性的機能障害などが訴えられるが，客観的にその機能障害を証明することはむずかしいくらいの軽いものである．

　これらの故障について非常に心配になり，日常の仕事もやりおおせない気がする．多くの場合，傍から眺めると，その人は自分の故障にばかりかかずらっていて，心配しすぎ，つまらぬことにあまり訴えが多すぎる，というように見える．

　こういう人はあまり自分の心身の状態に注意を向けて観察しすぎ，僅の故障は放置すればいつのまにか消えてしまうものなのに，それについてあまり気にしすぎるので，却って故障が目立ってくるというように見える．このような人は，心配性，小心，心気病み，といわれる性格によることが多い．また何かの懸念のある，神経症の人にも多い．

　精神的なものを度外視して，自律神経機能の不調と見れば，**自律神経失調症**という，軽いうつ病，軽い統合失調症，軽い脳病，軽い症状性精神病にも見られる．

　神経衰弱とは，元来は敏感だがすぐ疲れてまいってしまう状態をいったが，軽いようだが何であるかよく分らない精神障害に一応病名をつける一時しのぎに用いられた．今日では神経症，ノイローゼという名がこれに代わっている．

実際に神経が衰弱しているという証拠はないが，心身の過労で脳-神経が疲れていると思える時に見られたり，敏感で疲れ易いのはいかにも脳-神経が弱っているせいのようにも見られたりするので，この名を用いたがる．何だかよくわからない精神障害とか軽い精神障害という意味で，神経症という名と並んで神経衰弱というが，今は神経症という通俗使用語の方が用いられる．

精神衰弱　　精神衰弱という名は19世紀にフランスのジャネが精神力の低
ジャネ　下でうまく現実に処して行けないようなものに用い，このときの症状は不安，不全感，実感喪失，くよくよした思い煩い，小心，意志薄弱，理由のない恐れなどで，これらをまとめてこういって，ヒステリーと対立させ，精神衰弱とヒステリーを精神神経症とした．これは前に述べた心気，実感喪失，強迫，恐怖，自信欠乏などをまとめたようなものであろう．

　患者が自分からこのような故障をひどく訴えるのではなく，傍から見るとこのようなものではないかと推量される場合がある．毎日ろくに仕事もしないでぶらぶらしており，ものぐさであるので，尋ねてみると頭や体の工合が悪いのでというものの，そうひどくそれを心配して故障を訴える様子もなく，治そうと試みることもなく，また実際に記憶が少し悪かったり，物忘れをしたり，精神作業能力が減って仕事が遅くなり，間違いをするが，本人はそれを気にすることもなく，却って傍の者がその異常さに気づくというような場合にも，故障がそう著しくなければ神経衰弱様といわれよう．前者を**主観的神経衰弱**，後者を**客観的神経衰弱**という方がよい．

　この後者は重い精神病，ことに統合失調症や脳病性精神病の初めにみられる．このことを俗にノイローゼが昂じて精神病になったという．実際は神経衰弱ないし神経症が重くなって精神病に

なるのではなく，精神病の始まりは神経症のように見えるということなのである．主観的な神経衰弱状態は性格異常-神経症系の状態，軽いうつ病，極く軽い症状性精神病に見られる．

神経衰弱，神経質

20歳の学生．この2～3年来頭が重く，勉強すると疲れ，夜によく眠れない．勉強しても身が入らず，ちっとも頭に入らぬような気がして，他の人が皆らくらくと勉強しているようで，自分ばかりこう苦労するのでは，とてもだめだと心配である．体の調子もよくないので，方々の医者にみてもらったが，何でもない，ノイローゼだといわれた．薬を飲むと効くように思えることもあり，効かないこともあり，どれがよいのか分らない．何とか勉強しているので，試験もそう悪い成績ではないが，よく試験に通るものだと自分でも不思儀に思える．

時どきひどく不眠症になり，眠ろう眠ろうとあせる．うとうとして一晩中夢をみているようで，朝起きてもすっきりしない．このように不眠が続いては頭がだめになってしまいはせぬかと心配である．睡眠薬を飲むとよく眠れるが，毎晩用いると中毒を起こしたり，胃を悪くしたりするのではないかと心配で，眠れなくても薬がこわくて用いられない（神経衰弱）．

自分の健康に対する自信がなく，僅かの故障をあまり気にしすぎるので，その故障がますます重大に感じられる．他人が偉く見え，自分がだめに見えるという，自信の欠乏がある．実際はうまくいっているのに，理想的に行かないのを，普通の人は理想的にうまくいっているはずで，自分がそうでないのは病気のせいだと思っている．人間は一般に故障だらけのものであるということを知らない．眠りはひとりでに眠くなって眠るのであって，眠ろうとあせり，眠れないことを心配すると，よけい眠れなくなる．薬を飲んでも体に害があると心配すると，心配のために眠れなくなる．夢をみるのが正常の眠りであるということに気づかない．

神経症による神経衰弱状態のこともあり，元来神経衰弱を起こしやすい性質——神経質，性格と体質——の人もある．

不潔恐怖

16歳の生徒．他人の触ったものに触れると手に細菌が付いて汚いから，帰宅すると手を洗うが，1回や2回では汚いのがとれないのではないかと不安になって，30回も50回も洗わないと気が済まない．1時間も2時間も洗っているので，勉強する時間も少なくなってしまうので困る．バスに乗っても吊皮につかまると汚いから，つかまらないでよろよろしている．握手を求められると身のすくむ思いがし，そのような場所に出かけることをなるべく控える（不潔恐怖，特定のことに対し，恐れる理由がないと知りつつ，恐れが迫ってくるのは**強迫**的な恐れという．細菌がついているという考えが強いて迫って，浮かんで来るなら強迫観念，手を洗うという行為が強いて迫って来て，何回も洗わないと気がすまないのは，強迫行為）．

この少年は不潔恐怖といわれるが，何事に対しても汚ながるとも限らず，たとえば1週間も入浴せず，下着の交換もせず，よごれたシャツを着いていても平気である．

実感喪失症，離人症

21歳の女子．見るもの聞くものもぴんと来ない，自分が何かやっても，やっているという実感がない．考えても考える実感がないのでよく考えられない．ぼやっとして足が地から離れて，自分というものが薄れてしまったようで，切なくて仕方がない．仕事もやる気がしない．いつも実感がないことばかり気にして，何も手につかず，何かやってもやっているという感じがしない（実感喪失症，心の働きが自分のものだという感じ，自分が存在し感じているという感じが離れてしまったという意味で，離人症ともいう）．

うつ病

45歳の婦人．今まで元気だったのにこの頃急に元気がなくなり，頭や胃が重く，腕がだるく，胸もとが苦しく，毎日面白くない日を送り，テレビを見る気さえしない．仕事をしなければ，と思ってもおっくうで，元気が出ない．

医者にみてもらおうか，どうしようかと，とつおいつ思案に耽り，迷うばかりで，さあ行こうという気が出ない．今日は子供がぜひみて

もらえというので，気は進まないが，引っぱられるようにしてやっと来た（うつ病）．

破瓜型統合失調症

22歳の男子．しばらく前から元気がなくなり，仕事もさぼるようになり，やらせてもすぐ飽きてやめてしまい，やってものろくて，傍で何てぐずなのだとやきもきしてしまう．話もあまりしない．自分がどこか悪いと訴えることもない．尋ねれば，体がだるくて病気のようだというものの，医者にみてもらおうともしない．

朝はなかなか起きて来ず，昼ごろまで寝ている．昼間は何もしないで一日中新聞を眺めている．何か面白い記事があるかと尋ねると，別に何もないという．いいつければ掃除くらいはする．遊びに出かけることもなく，友人とつきあうこともない．世間話に乗って来ない．家人は何か悩みでもあって，憂うつになり，考えこんでいるのであろうというが，当人に尋ねると，別に心配もないし，憂うつでもない．考えることも何もないという（破瓜型統合失調症）．

身体性神経衰弱

25歳の家婦．風邪で発熱し，頭が重く，肩が凝り，体中だるかった．2～3日寝込んだが，姑が「風邪ぐらいで」というので無理に起き出して仕事をした．

発熱は数日で治ったが，いつまでも頭が重く，肩が凝り，体がだるくて，仕事がおっくうである．姑は同情がなく，邪険な人だと思う．しばらく実家へ帰って静養して来たい（体の病気のときの神経衰弱状態が，体の病気が落着いてもしばらく固定することもあり，そうすれば自律神経失調といってもよい．あるいは姑に対する恨みの気持があると，神経症的に神経衰弱が現れることもあり，体の病気から起った神経衰弱がこの恨みの気持によって持続させられることもある）．

外傷神経症

32歳の男子．車に乗っているときに，暴走車に衝突されて2時間ほど意識を喪失した．意識が戻ってから頭痛がひどく，嘔き気もあり，左頭頂部に圧痛と皮下出血が認められた．X線検査では頭蓋骨に骨

折はなく，当時および数日後のコンピューター断層写真(トモグラム)(ＣＴ)で頭蓋内出血は認められなかった．

頭痛，めまい，はきけは3日後には大分おさまったが，2週間もしてからまた頭痛，めまい，不快感が出てきて，テレビも見られなくなり，頭蓋内にあとから出血が起ったかとＣＴで調べたが，その模様はないのに訴えは増し，何ヵ月経っても軽快しないでいつまでも悩んでいる(脳振盪とその後の神経衰弱状態)．

この神経衰弱状態は軽い脳侵襲(恐らく一過性の脳浮腫か細かい出血)が少しあったにしても，粗大な脳破壊はなかったものと思われるのに，いつまでも訴えが去らないのは，脳の毀損によるのか，治らないのではないかと心配しすぎるためか，補償によって損害賠償で生活できるのに味をしめ(無意識に)，更に長びかせてもっと賠償をとってやろうという無意識の下心があるためか，そうとすれば神経症(外傷神経症，賠償神経症)なのか，あるいは実際はもう苦痛は消失したのに，賠償を得る目的で，病気のまねをしているのか(仮病，伴病)．このどれであるかの判定はむずかしい．

本人に神経衰弱的苦痛がいつまでも治らないのではないかという心配があったり，治らないでいると賠償がとれるという願望があったりすると，意識的にやる仮病(詐病)でなく，無意識の中での仮病によって神経症的に神経衰弱の症状を出すようになることがある(器質性精神病としての神経衰弱状態と神経症的なものとの合併)．

2．活動増減状態

活動増減状態　　口数が多く，表情が活発で，落ちつきがなく動きまわる，興奮して乱暴をする，あるいは逆に口数も少なく，じっとしていて動きが少なく，何もしない，というような，活動の増した状態や減った状態がある．

躁性活動増加　　愉快な活動増加の状態では，爽快，安心，楽天，誇大，尊大，軽率で，気が変り易く，脱線，失敗が多い．考えはあとからあとからと浮び上がり，話の進み方は速いが，話題はそれからそ

思考奔逸　　れへとそれて行き，一定の目標を追えず，まとまりがなくなる．

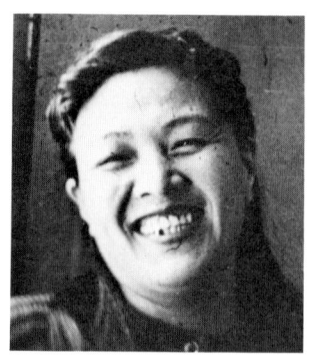

7-1. 朗らか（躁病）

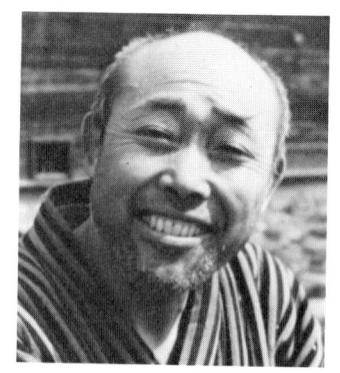

7-2. 朗らか（上機嫌）
進行性麻痺で少し認知症が加
わったのんきな朗らかさ

　　　　　　体の調子は好調で，能力感にあふれ，何でもうまく行きそう
　　　　　　に思われる．**躁性興奮**といわれ，躁病や酒の酔いに見られる．
統合失調性　　感情状態の分らない**活動増加**は，しなやかな自然さがなく，
　活動増加　目的不明の行動ないし興奮（激しい運動ないし活動）があり，
　支離滅裂　硬い感じを与え，奇妙な運動で，患者の意図が分らない．こう

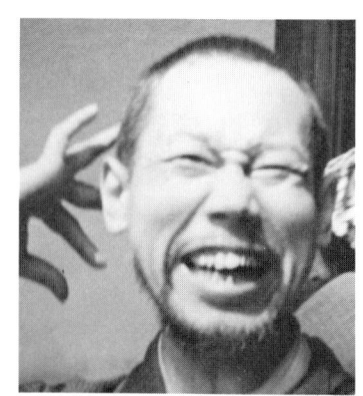

7-3. 統合失調症のおどけた
朗らかさ

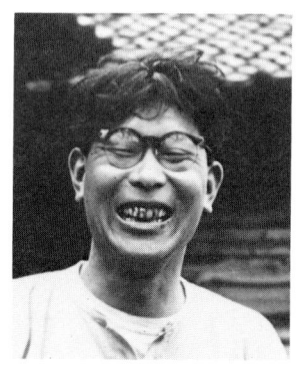

7-4. 喜び

いうときには話をしても何をいっているのか全くまとまりがなくて分らず，めちゃくちゃに無意味なことを怒鳴ることもある（**支離滅裂**）．

緊張性興奮　意識は曇っていないように見え，周囲のものを認識しているようであるが，激しいときには意味の分らない行動が多いので，周囲のものを認識しているかどうか分らないこともある．意識していながらわざと奇妙なことをやるように見える．このときの気分は不機嫌に見えることが多く，不機嫌な当たり散らしに似るが，人に向ってくるというような不機嫌をぶつける相手を求めていないように見え，一人でいても興奮して，おどり上ったり，壁にぶつかったり，おいのりをしたり，体操をしたりし

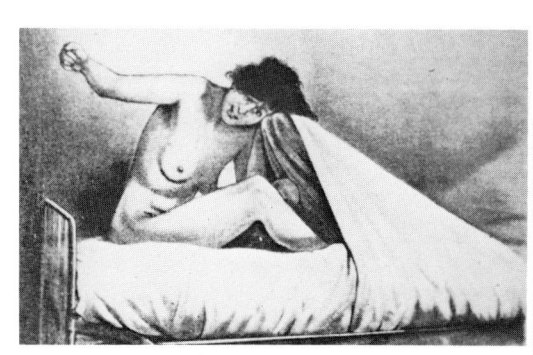

7-5.　興　奮（レヴィ-ヴァランスィから）

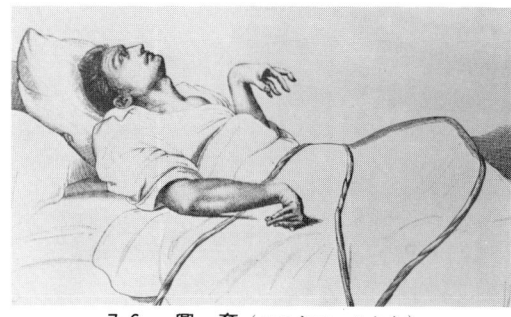

7-6.　興　奮（エスキロールから）

7-7.　興　奮
（エスキロールから）

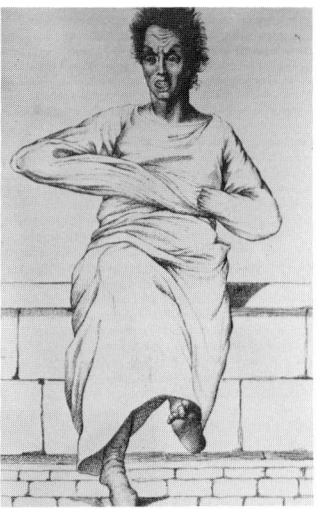

ている．これは分裂病の緊張型に見られる興奮であり，**緊張性興奮**といわれる．

不安，不機嫌　このほか不安で落ちつきがない，いても立ってもいられない，不機嫌で人に当り散らして乱暴し喧嘩する，憤怒して乱暴するなどというのは心因反応としても，統合失調症にも，器質性精神病にも，躁病にも，酒の酔いにも，てんかんにも見られる．多くは精神病か性格異常のときに，何か不満のある場面にぶつかってひどく爆発するものであって，心因性反応と精神病の両方が

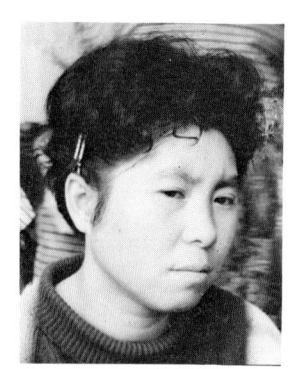

7-8. 不機嫌

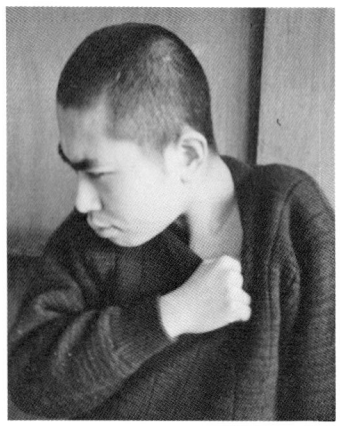

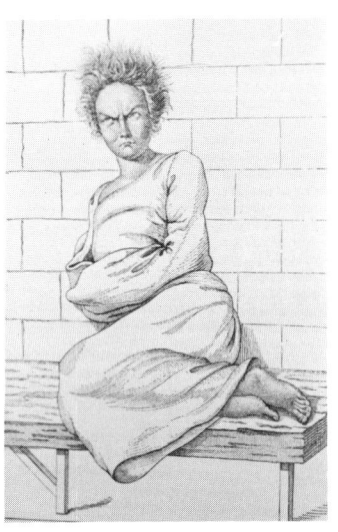

7-9. 怒り

7-10. 怒り
（エスキロールから）

からんでくる．

衝動行為　抑えのきかない激しい欲望の突発で，行為の意味が外界の事情によくそぐわないようなものを**衝動行為**といい，種々の場合に見られる．

躁性興奮と緊張性興奮を比べると，前者では外界，他人との精神的交渉があり，後者ではあまりないものである．

憂うつな活動減少　憂うつな活動減少では，悲しみ，悲観，不安，厭世，卑下，自己非難，罪過感，決断実行不能，自殺企図が見られ，考えはあまり浮かばず，話の進み方はおそい（**思考抑制**）．

思考抑制

一般に過去のちょっとしたへまにいつまでもくよくよとかかずらい，未来への前進がない．体の調子は不調で，神経衰弱的な疾病感が強い．うつ病，心因性抑うつ状態に見られる．元来憂うつな性格の人もあり，いつもじめじめしていて，暗い生活に不快な日を送っている．

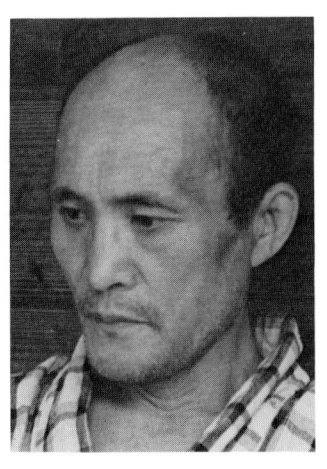

7-11．憂うつ

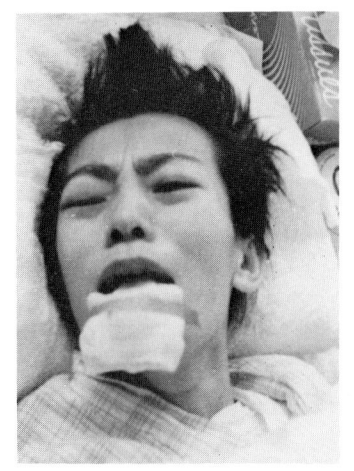

7-12．失外套症状群
大脳の全く毀れた植物人間に近い人間でも悲しみの表情を表わすことがある．

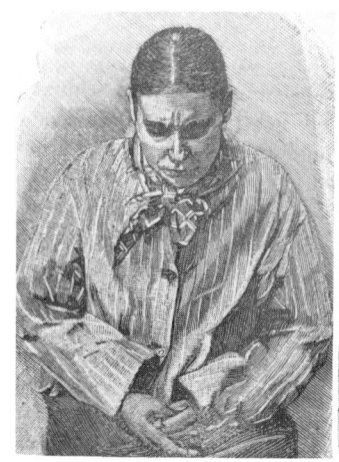

7-13. 憂うつ　（エミングハウスから）　　　7-14. 憂うつ　（エスキロールから）

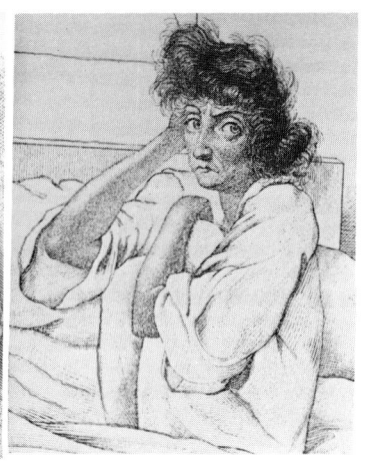

昏迷
緘黙　この活動減少が激しくなると，話しもせず身動きもしなくなり，これを**昏迷**という．自発的にも，促しても動かない．うつ病のときの昏迷はしおれてぐったりしているように見え，緊張型統合失調症の混迷は硬い，不自然な，奇妙なかっこうをしている．うつ病では強力に話しかけたり促したりすると答える様子を示すが，統合失調症のときには硬く口をつぐんで一言も話さない（無言というより**緘黙**という方が当たっている）．

このほか不安，恐怖，驚愕のときの活動増減がある．

不安　**不安**とは何だかわからないが何か恐ろしい，苦しい，胸をしめつけられる，じっとしていられない感じで，うろうろ歩きまわったり，叫んで走りまわったりするものもある．

恐怖　**恐怖**とは何か或る特定の物に対する恐れで，それから逃げようとしたり，恐しさのあまり身動きができなくなったり（腰が抜ける），泣きわめいたりする．

驚愕　**驚愕**は突然恐しいことが起こったときの心因性反応で，失神

精神障害の諸状態　147

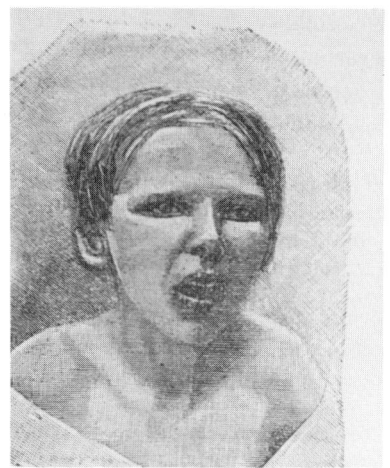

7-15. 不　安（エミングハウスから）

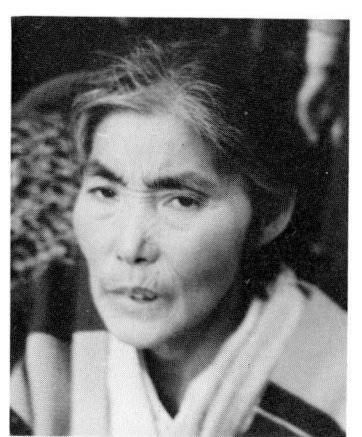

7-16. 不　安

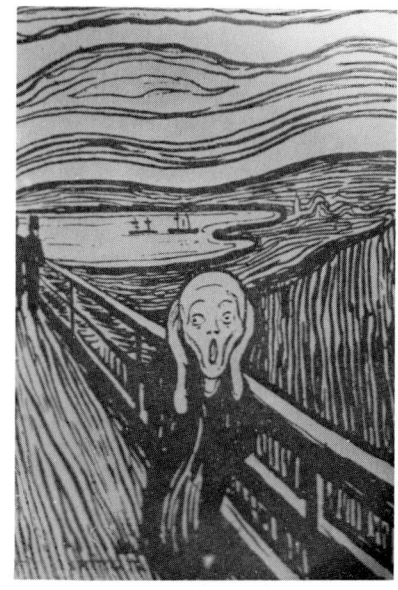

7-17. 不　安（ムンクから）

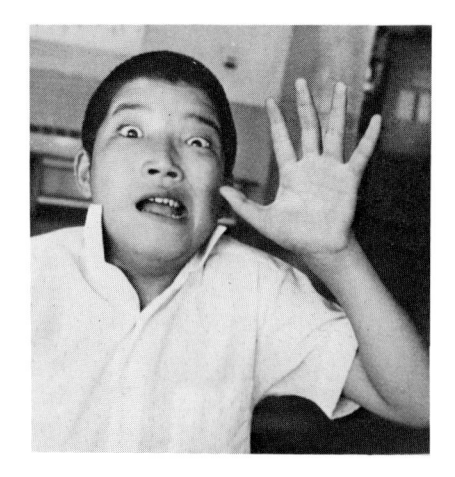

7-18. 驚　き

してしまうこともあり，ぽかんとしてしまうものもあり，体が震えて顔が蒼白になることもあり，心臓がどきどきし，毛が逆立ち口が乾く．強い恐れであわてふためくのは**恐慌**，パニックである．

強迫的恐怖 **強迫的な恐怖**というのは，恐ろしい感情を誰にでも起こすような物でなく，普通の人には何でもないものが当人にはひどく恐ろしくて，それに近よれず，それを避けようとする．尖ったもの，赤いもの，人ごみ，人とあうことなど，種々の物や場面に対して恐れが起こる．対人恐怖，赤面恐怖，自己悪臭恐怖などがよく見られる．パニックには抗うつ剤が効く．

鈍感無為 ものぐさな，ぽかんとした活動現象を**鈍感無為**といい，統合失調症の進んだものや，器質性認知症の末期状態に見られる．

躁病

45歳の小学校の音楽の先生．このごろ一晩中バイオリンをきいきい鳴らしてうるさくて仕方がない．バイオリンを弾くかと思うとピアノを叩いたり，大声で歌ったりする．無遠慮で多弁で，大声で笑う．下手なバイオリンを鳴らして，どうです，オイストラフみたいでしょう，シャンソンもうまいですよ，イーヴ・モンタン，枯葉，ダミア，あそこのバー・パリにはなかなかいい娘がいますぜ，パリ，ベルリン，ロンドン，ローマ，ああイタリアはいいだろうな，おや先生は懐中時計を持っているんですか，古くさいですねえ，今何時です（躁病，思考奔逸，楽天的爽快）．

緊張性興奮

23歳の家婦．2週間ばかり前から口もろくにきかなくなり，ふとんの上にだらしないかっこうで，首を垂れて，じっとうずくまっている．食事はすすめても知らん顔をしているが，置いておくと，いつのまにか食べる．

ところがこの2，3日興奮が始まり，顔をこわばらせ，腕をふりまわし，ふとんの上で立ったり座ったりし，お祈りをしたり，壁を叩いたり，ぱたんとひっくりかえったりする．尋ねても何も答えず，時に

独り言をいう．「ああ神様，仏様，私はナイチンゲール，ここに包帯して，何してるのさ，人形のように，しゃべったり，歌ったり」（緊張性興奮，支離滅裂）．

緊張性昏迷

この患者は時々動かない状態になってしまう時期がある．床の上に坐って，首を垂れて，妙なしかめ面をして，何時間もこんな姿勢でいる．腕を上げてやるといつまでも上げたままである．何か尋ねても何も答えない．立たそうとしても立たない．手を引っぱると引っ込める（緊張性昏迷）．

支離滅裂

23歳の学生．「しかしどうでしょう，先生，マルキシズムが弁証法的に発展していっても，あれかこれかの問題で，それが止揚されたときに，一体どうなるとお思いですか．マルキシズムはレーニニズムであり，スターリニズムとは根本的に違っているのです．だからルカーチのゲーテ論でも，この点に全く触れることはできないのです．これはずいぶん無理な話ですが，私はきっとそうだと信じます」（統合失調症の支離滅裂）．

分裂性痴呆（統合失調性認知症）

27歳の娘．もう10年も入院している．髪はぼうぼうで，顔の手入れは全くせず，ブラウスのボタンは掛けていない．皆が仕事をしている所へ来て，だまって坐り，にやりと笑う．仕事は手伝わない．多くはごろごろしている．他の人の食べている菓子をひったくる．テレビを見ることもないし，本を読むこともないし，会話に加わることもないが，時々皆がテレビを見ている所へ来て坐って，テレビの方を向いていない．たまにいきなり窓を叩き，ガラスを毀す（鈍感無為の欠陥統合失調症，衝動行為）．

てんかんの不機嫌

17歳の娘，てんかんの患者である．平生　にこにこしてばか丁寧なのに，ときどき2〜3日間不機嫌になり，だまって，むっつりして居て，話かけると，うるさいわねと怒った声でいう．

母が見舞に来ると、いつまでこんな所に入れておくの、私のことなど嫌いなんだろう、いいわいいわ、私なんかどうなったっていいんだろう、と母をいじめ、捨て鉢なことをいう。ちょっとしたことで他の患者と喧嘩をはじめ、本気で咬みついて負傷させる。2～3日たつとまたけろりとして、にこにこし、愛想よくなる（てんかんの不機嫌）。

赤面恐怖，対人恐怖

23歳の学生，もとから人の前で話をするときに，あがってしまった。なるべくクラスの役員などにならないようにして来た。人の前に出ると赤くなり，声が震えてくる。たいした場所でもないのにばかなことだと思っても，どうにもならない。赤くなったり震えたりするのを予期すると，よけいにそうなる。平気な顔をして人前に出られない。それで人の前になるべく出ないようにするので不便なことがある。

医科の学生で，3年になると患者実習が始まって，患者と話をしたり，先生の前で報告したりしなければならないが，この時赤くなったり，震えたりしたら困る。こんなことではとても勉強が続けられないのではないか（赤面，対人恐怖）。

うつ病

40歳の家婦。このごろ元気がすっかりなくなり，仕事ができなくなり，寝込んでしまった。非常に調子が悪いのだという。どうしたのか尋ねると，「とてもだるいのです………何もできません………うっとうしくて………困るのです………辛くて………死んだ方がいいくらい………とてもだめです」と，とぎれとぎれにいうのみである。ぐったりして，力なげに，しおれて，蒼い顔をしている（うつ病，思考抑制）。

不安うつ病

55歳の家婦。このごろ落ちつきがなくなり，調子が悪そうなので寝ているようにいっても，起き出してしまい，床(とこ)の周囲を歩き，人にすがり，「ああ，どうしよう，とてもだめだ，すっかり貧乏になってし

まって，どうやって暮らして行けばいいのかしらん，この家も人にとられてしまう，おとうさんも連れていかれる，とてもだめだ，助けて下さい」といって誰にでも懇願し，「とても淋しい，つらい，ここに居て下さい」とつかまえて離さない（不安うつ病）．

3．幻覚妄想状態

幻覚妄想状態　幻覚とは，外界に実際は何もないのに，それが実際にあるとして知覚されることである．実際には人が居ないのに姿が見えたり，居ない人の声が聞こえたり，誰も居ないのに体に触れられ，体の中にそんなものはないのに，妙なものがあるとして感じられる（**体感幻覚**）．

体感幻覚

幻聴　幻聴が多く，いいかけ，命令批評の声，自分に対する噂や悪口の声，いいあいの声，自分の考えたことが声になって聞こえる，自分のやることに口を出す声，などが訴えられる．声が聞こえるということも，他人が言っていると述べることもある．ひとりでに浮かぶ考えが，外から来る声と感じられるわけであ

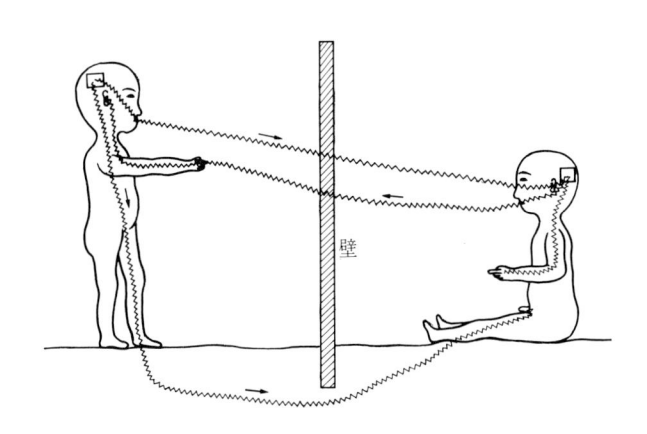

7-19．体感幻覚（体で感じる幻覚）
あちらの人から電波が来，こちらからも電波が行く．

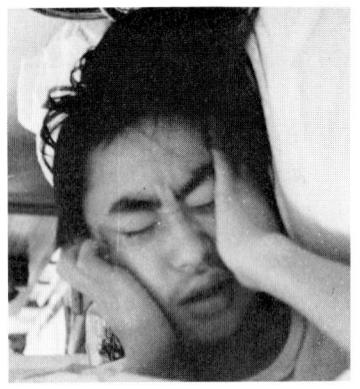

7-20. 幻聴
幻聴の時耳をおさえていることがある．多くの場合耳から聞えるのでなく，頭に聞こえると感じるので，耳をおさえない．（統合失調症）

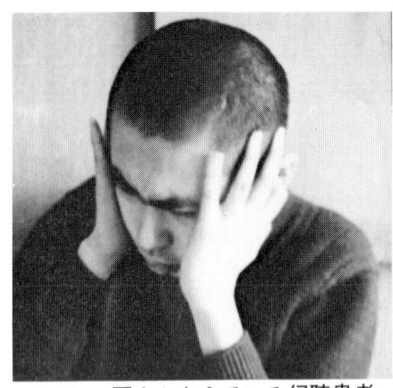

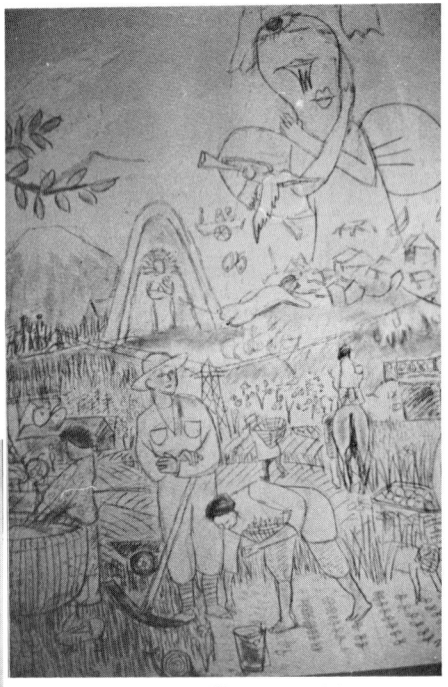

7-22. 夢幻的幻覚をあとで画いたもの

7-21. 耳をおさえている幻聴患者
（統合失調症）

る．

妄想　妄想とは，意味のとり方に誤りがあるのに，正しいと確信してゆるがないことで，ふと見えた何でもない人をいきなり自分を迫害する人と思い込み，傍から見て何の理由もないのに自分は大罪人だと信ずる．見えた物に，ただそういう物ではなくて，特別の意味が見て取れるのは**妄想知覚**といい，家の出口に石が

精神障害の諸状態　153

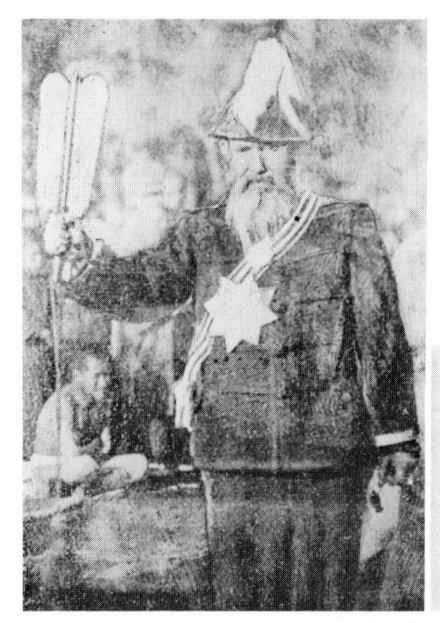

7-23. 誇大妄想患者
芦原将軍とその勅語（呉から）

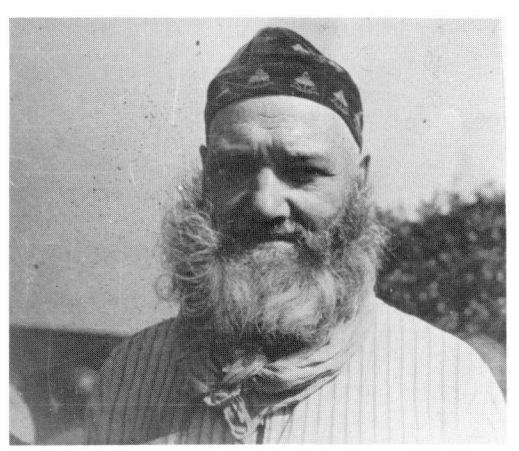

勅語
露国皇帝質問
陸海軍廃止帝室
三千万国五世帝室
万国之属国ナリ
日本天皇ニ奉ル

7-24. ロシアの誇大妄想患者の立派な顔

転がっていると，これは自分が狙われているのだと意味づける．
迫害妄想 妄想では，自分の心の底の，架空の恐れや願望が実現され，私
誇大妄想 は大罪人だから捕えられて死刑になるのだとか，億万長者だと
か，極端な内容のものが多く，**迫害妄想**，**誇大妄想**などといわ
れる．

思考化声 幻聴では自分に浮かんだ考えが外から来る声となるのである
が，これは考えることが聞こえる**思考化声**という形のこともあ
り，自分の考えでない考えが外から入ってくる，自分が考える
のでなく外の力で考えさせられる，あるいは逆に，考えが抜き
させられ感 取られると感じられることもあり，**思考吹入**，**させられ思考**，
思考奪取といわれる．

自我障害 あるいは自分の考えが他人に伝わって知られてしまうという，
思考伝播，**思考察知**もある．いずれも統合失調症特有の感じで，
自分の中のものがよそへ移っている，自分の力以外の他の力の
侵入がある，という点で**自我障害**といわれる．

幻視 物が見える**幻視**で，大きな光景がそれからそれへと現れて来
て，自分もその場面に入ってしまっているようなものは，意識
混濁のときに多い．これは夢に似たものである．

了解しうる 脳梅毒や躁病の朗らかな気分で，気が大きい，能力感にあふ
妄想 れる患者が，大金持だといばっているのは，感情状態から了解
できる妄想発生であり，憂うつな人が，自分は罪人である，体
がすっかりだめになったなどという卑小妄想を起こすのも了解
できる．邪推深い人が，人に隠しているうしろぐらい所がある
と，他人がそれを知って自分をばかにし，いじめるように思う
のも了解できる．

このように感情状態から了解されるような妄想は統合失調症
の妄想とはちがう．統合失調症ではそのように了解的に導かれ
るものとの心理状態なしに，いきなり誤った意味が思いつかれ

るのである．この場合，無意識の感情状態を想定してそれから由来するのだと説明すれば，かのような了解である．

統合失調症

23歳の学生．近所の人が自分の様子を監視している，誰もいないのに，あいつがやったとか，警察につかまるという声がする．道を歩いていると，ふと会った知らない人が，目をぱちぱちさせた．お前が犯人だ，ということである．ラジオでもいっているし，新聞にも書いてある．ラジオドラマでやっこらせ　といったが，あれは，やつを殺せ，ということだ．新聞に鈴木課長は免職されたとあったが，あれは自分が学校を退学になることをあてつけているのだ（統合失調症の幻聴と妄想．この場合，この学生に昔，行った自慰の心配が隠れていて，その不安から由来するといえば，かのような了解である）．

敏感関係妄想

17歳の生徒．元来小心で気をまわす性質，14歳のときから自慰があり，悪いことだと思いながらつい，やってしまっていた．本には何でもないと書いてあるが，あまりやると頭がばかのようになるという人があると書いてあった．このごろ試験の成績が悪かったので，あのせいではないかと思った．最近回数がふえて，そのためか体が臭うような気がする．

友人が試験の前に，お前ずいぶんやっているなといった．あのことを知って，自分が試験にうまくいかないことをからかっているのだ．小学生が話しをしていて，私が傍を通りかかったときに，「やったあ」，といった．皆んな私に目をつけているのだ．このごろこんなことが気にかかって，勉強も手につかない（了解できる妄想．小心な人がうしろぐらいことをしていると，他人がそれを知ってばかにすると思う．敏感関係妄想．これは分裂病に入らず，心因性反応に入る）．

空　想

16歳の娘．私の幼い時からのちよっとしたことが，それからそれへと頭の中へ入ってきます．見えるというより，頭の中へ映るというん

でしようか．鉛筆でも拾ったような何でもないことや，お友達と学校から一緒に帰ってくるようなことが，それからそれへと頭の中へひょいひょいと入ってきます．頭に浮ぶというより，もっとはっきりと光景が現れます（幻視に近い空想，これは統合失調症にもあり，また正常者にもうとうとした時にある）．

体感幻覚

体に電波がかかってきます．足の先からずっと入って来て，心臓のところまで伝わってきて，私を虐(いじ)めます．私の胸を苦しくするのです．何か新しい器械が発明されたにちがいありません．電波で命令もしてきます．警察でそれを使って私を虐めたり，ためしたりするのです（体感幻覚とその妄想的解釈）．

追想の妄想，思考奪取

18歳の男子．16歳のときから僕は大作家になれると思って，小説を書いていた．それはすばらしい傑作で，一流の作家になったと思って，新潮社へ送ったが，何とも返事がなかった．きっと編集者が自分のものにしてしまったのだろう．僕の作品を作りなおしたものがある作家のものとして出ている．

そのうちに，中学の頃，三島由紀夫と神田の喫茶店で会ったことを思い出した．彼は僕の作品を読んでほめてくれた．それから大江健三郎にも会った（追想の妄想）．このごろは三島由紀夫が，僕が原稿を書いているときうまい考えが浮かんでも，それを盗ってしまって原稿を書けなくする．いろんなことを頭の中へ送ってよこす．それがじゃまになって何も書けない．3年前にアテネ・フランセでフランス語を習って上級の免状までもらったのに，その免状がなくなっている．フランス語の単語も盗られてしまって，今は初級の問題でも字引をいちいち引かないと分からない（追想の妄想，思考奪取）．

体感幻覚

夜　寝ていると，傍に誰も居ないのに性交させられるのです．私の所に入ってきてそうするのです．目をあいて見ても，触ってみても誰も居ません．目をつぶってじっとしていると，入ってきてそうするの

が，はっきり感じられます（体感幻覚）．

させられ感

　頬の所で，注射して下さい，と思わされます．私が考えるのじゃありません．思わされるのです．廊下を歩いているとひょいと左へ曲がらされます（させられ感）．

察知と応答

　誰もが私が思うことを知ってしまいます．そしてそれに対して何かいって来ます．店の前で，あの蜜柑が欲しいなあ，と思うと，店の人がそれを知って泥棒といいます（思考察知と，それに応答する形の幻聴）．

世界没落感

　あたりが妙に薄暗くなって風が出たようです．空が妙にきらめきます．何かたいへんなことが起こるのだ．人々は風に吹かれるようによろめいて歩いています．この世の終りの時が来たのだ．皆はそわそわしています．
　地球の上の人は全部亡びるのだ．ただその中の選ばれた何人かが宇宙船で脱出できるのだ．それはきっとタイムマシーンなのだ．私はそれに乗って過去へ行って歴史を作りなおす使命を帯びているのだ．私は新しいノアなのだ．
　しかし過去の時の大海の中でアララト山を見つけ出すことができるのだろうか．見つからずに永久に時の大海の中を漂い続けるのだろうか．私は期待と不安に震えおののきました．地面も震えていました（世界没落感，急性統合失調症のはじまりに，統合失調性の別世界に入るときにこのような神秘的な経験が起こることがある．夢やせん妄にも似たことがあるが，統合失調症では意識混濁なしにこのような妄想が起こることがある）．

4．意識混濁状態

意識混濁状態　　意識が清明である，混濁している，喪失しているというのは，目が醒めている，心がぼんやりしている，眠っている，失心（神

しているというのに当たり，酒に酔って（酒を卆える，飲みおえる）睡って（目が垂れて）しまったのが，醒める（酒から星のようにはっきりする）ということに当たる．

意識清明 **意識清明**とは醒めていて，外界のことも自分のこともはっき
意識混濁 りわかることであり，これがはっきりしないのは**混濁**しているわけであり，睡くてうとうとしてまわりのことがはっきりわか
意識喪失 らない状態である．**意識喪失**は何もわからなくなって，熟睡してしまっている状態である．

　　意識の状態は当人の行動からも見てとられ，意識清明ならば，話も行動もまとまりがあって周囲と正しい交渉ができ，混濁ならば，話しや行動に混乱があってまとまりがなく，周囲との正しい交渉ができない．意識喪失ならば，話しも行動もなく，睡りこけて熟睡しているように見える．

熟睡　　健康な眠りで，起こせば目がはっきり醒めるのは**睡眠**，**熟睡**
昏睡 といい，病的な眠りで起こしても覚醒しないのは**昏睡**という．
昏迷 目が醒めていて話しも行動もないのは**昏迷**であって，意識障害ではなく緊張病の症状である．目が醒めていて話しや行動に
支離滅裂 まとまりがないのは**支離滅裂**で，意識混濁でまとまりがないのは散乱である．

混濁　意識が薄れて混濁して，ついになくなる，というマイナスのものと，今までなかった夢や，寝ごと，うわごと，ねばけなどまとまりのない言語行動というプラスのものが加わることとあり，その組合わせによって，いくつかの意識障害の形ができる．

せん妄 夢の世界と現実の世界をごたまぜにしたものには**せん妄**があり，譫（せん）とは多言，妄語のことで，まとまりないことを多くいう意味であり，行動や話しにまとまりがなく，まちがっていて，周囲の状況にそぐわないことである．たとえば酒に酔って意識が曇って周囲のことがよく分らず，くだをまいたり，乱暴したりす

健忘	るようなことである．あとで醒めたときに，このことを覚えていない（**健忘**）ことが多い．
もうろう状態	意識が混濁しているとは見えず，醒めた人のようであり，外界をある程度正しく認識していながら誤認もあり，一応まとまった行動をしながら夢の世界の中に居て，妙な，時としては危険な行動をして，あとで醒めたときに何も覚えていないのは**もうろう状態**という．
コルサコフ症状群	意識障害があると，外界，自己，時を正しく認識していないから，いま居る場所，時，自分のこと，まわりの人のことを尋ねてみると正しく答えられない（見当識喪失）．これは健忘にもある．記銘力もなく，見当識もなく，でたらめの作り話をするのは，**コルサコフ症状群**という．
夢	夢では幻覚に似たものがあるが，普通幻覚というときには意識清明なことを前提とする．また妄想の如きまちがった考えも意識障害のときに見られるが，妄想も意識清明なことを前提とする．
散乱	支離滅裂も夢やねごとに見られるが，これも意識清明なことを前提とし，夢の中のまとまらぬことは**散乱**といって区別することが多い．従って国によってこの区別をしっかりしない所で
デリール	は，たとえばフランスでは妄想もせん妄も**デリール**（délire）であり，統合失調症の意識清明のときの支離滅裂も，散乱も何れも散乱，アンコエラン（インコヘレント）であり，緊張病の昏迷は意識障害の項に入れられる．

　夢は一種の幻視とも見られるが，意識清明でないと幻視とはいわない．しかし両者はよく似ているので，幻覚する人を醒めて夢みる人と比喩的にいうことがある．

　夢では外界は認識されていないが，幻視ではそういうことはない．幻視では幻が人の心に入ってくるのであり，夢では人は

幻の世界の中に居る．

意識混濁

38歳の腹膜炎で高熱の患者．重い病状であるのに，いうことを聞かず，起き上がろうとする．今ここに居ない自分の子供の名を呼び，「まさちゃん，おいで，さあ買物に行こう」といってベットから降りようとする．(ここはどこですか)「さあ，どこでしょう．私の家じゃないんですか」，(ここに居る人たちは誰ですか)「変ですわね，白い着物なんか着て」，(家はどこですか)「家って何ですか」，(あなたの家ですよ)「さあ，どこだったかしらん」，(今日は何日ですか)「何日って，お縁日は5日だし，今日はお縁日かしらん」(意識混濁)．

せん妄

14歳の脳腫瘍の患者，せん妄中兄さんと呼んだり，歌を歌ったりした．醒めてから尋ねると少しは覚えていて，「死んだ兄さんが来ていた．後を向いて，いくら呼んでもどんどん行ってしまった．それから家の人と海水浴をした．それから私がステージに立って，桃色の服を着て，襞のたくさんあるスカートをはいて，歌を歌った．皆が喝采した．これは夢とは思えない．ついさっきまでそうしていた．ここは病院だというが私はいつ入ったのかしら，どうも病院とは思えない」(せん妄)．

夢幻せん妄状態

66歳の男子．酒に酔ってよく眠っているようであったが，突然とび起きて暴れだしたので，やっと取り押さえていると気がつき，次のように述べた．

これから宮城に原子爆弾が落ちるというので私は六番町あたりのお堀りのそばで見物していました．すると宮城のあたりがぱっとまっ赤になりました．天皇陛下はどうなさったかしらん，これで皆殺しになってしまったのだろうか，しかし天皇陛下のことだから何かすばらしい方法でこの場を脱出されるにちがいないと思っていると，まっ赤な焔のまん中にまっ白い富士山がすっと立ち上がるようにそ

びえました．何事かと思っていると，その富士山がぱっと二つに割れて，中から宇宙船がとび出し，私の頭の上を西の方へ飛び去りました．ああよかった，陛下はあれでどこかへ脱出されたのだ，西の方だから満州であろうか，私たちはどうなるのだろうと思っていると，飛行船のようなものが飛んできて私はその上に釣り上げられました．

　これで助かったと思って上を見ると飛行船でなくて大きな芋虫なのです．そして口からはあはあと糸を吐いて私の体をがんじがらめにしてしまおうとするのです．これは蚕だなと思いました．蚕なら日本の虫だから私を助けてくれるはずなのにどうして私をしめつけるのかと思うと，蚕の腹が割れてアメリカの兵隊が二人出てきて私を取り押さえようとするのです．こんな奴等に押さえられてなるものかと私も必死に抵抗して暴れまわりました．そうして気がつくとここで皆さんに取り押さえられていたのです（夢幻せん妄状態，覚醒後このようにはっきり思い出せるものが時として見られる）．

もうろう状態，病的酩酊

　38歳の会社員．酒飲みである．友達と飲み屋で酒を飲んでいるうちに黙ったままぷいと出ていってしまった．2時間ほどして帰宅し，家の者の問いには何も答えず，自分で寝仕度をして眠ってしまった．しばらくして警察が来てお宅の御主人が掻っ払いをしたという．歩行中の婦人のハンドバッグを掻っ払って逃げたが，近くにいた人が犯人の顔を知っていて届けたのだとのことである．本人の鞄からは奪ったハンドバッグが出てきた．醒めてから尋ねると，飲み屋で友人と飲んでいて，気がついたら自宅で寝ていたといい，その間のことは何も覚えていなかった．平生そんな犯罪を行うような人でもなかった（もうろう状態，病的酩酊）．

5．記憶減退状態

記憶減退状態　過去の経験を思い出せなかったり，思い出し違いをしたりすることである．正常な人でも昨日読んだ新聞の記事の中で思い出せるものは極く僅かであるし，1ヵ月前，1年前の記事は全く思い出せないのが普通であるが，自分ないし，社会にとって

重要な事件は思い出せるものである．

健忘 極く最近の事件，しばらく前の重要な事件までも思い出せないのならば**記憶減退，記憶喪失，健忘**という．

記銘弱 記憶減退は，老年性のものでは，昔の経験はよく覚えているが，近い過去の経験が思い出せない．ごく近い過去の経験（数分，数十分以前のこと）を思い出せないのは，覚え込めないという意味で**記銘弱**といい，経験したばかりのことをすぐ忘れてしまうのである．このような場合には，いま自分はどこに居る

見当識喪失 のか，何日の何時頃かも分らなくなってしまう（**見当識喪失**）．

作話 忘れたことの代りに全くありもしなかったでたらめを作り出し

コルサコフ て話すこと（**作話**）もある．この三つをまとめて**コルサコフ症状群**，

症状群 **健忘症状群**という．これは意識障害の所でも述べた．

健忘 頭に急激な重い侵襲，たとえば外傷を受けて意識を失い，そ

逆行健忘 の後しばらくして覚醒すると，意識を失っている間に自分の身や周囲に起こったことは何も思い出せない（**健忘**）ことは当然であるが，頭に侵襲を受けて気を失うよりしばらく前のことまで思い出せなくなることがある（**逆行健忘，逆向健忘**）．

記憶減退感 本当に記憶の減っている（記憶貯蔵が減ったのか，思い出すこと，追想ができないのかの区別はしにくい）人は，あまり記憶の悪さの訴えをしない．記憶減退を感じて悩むのは，神経衰弱状態に入るものであって，この場合には記憶は実はあまり悪くはないのであり，誰でもが忘れるのが当然であるようなことを忘れるのが，自分の記憶力が悪いために自分だけが忘れるのだと思ったり，覚えようとしても誰でもがすぐ覚えられるのでもないのに，覚えられないのは自分の記憶力の悪いせいだと思ったりして，心配するのである（**主観的記憶減退，心気の一種**）．統合失調症の患者が社会の事件を知らないのは，無関心のためにはじめから覚えないのか，すぐ忘れるのかによる．

頭部外傷

自動車事故で頭を打ち失神し，しばらくして気がついた35歳の会社員は，その朝出勤のため家を出て電車に乗り，途中で地震があって電車が大分遅れたこと，会社の近くで事故に会ったことを思い出せず，気がついたら病院であった（頭部外傷）．

老年痴呆（認知症）

70歳のもうろくした老婆は，まだ20歳だと思って居り，結婚前の姓を名乗り，子供が何人もあることも知らない．同室の患者たちの姓，毎日会う受持医の名もどうしても覚えない．しかし人と接する態度は大体正常である．品物をよく置き忘れ，誰かに盗まれたのだという．五つの品物を見せて隠し，その品物を言わせると，二つしか思い出せない（認知症）．

心因性健忘

14歳の女子中学生．叔父の所へ遊びにいって泊っている間に叔父に強姦されたが，それに引き続いてせん妄状態に入り，うわごとをいい，苦しみもだえ，6日間で気がついたが，この事件を思い出せなかった（心因性健忘，この場合いやなことは忘れてしまいたいという願望があるので忘れるのだといわれ，後に何かの拍子に，あるいは催眠術をかけられたときに思い出せることがある．平生は意識の外に隠れている悩みなので，コンプレクスとなっているわけである）．

6．知能低下状態

知能低下状態　知能がよいとは，社会の中で生活していてぶつかるいろいろの問題をうまく解決できることである．学校で試験にぶつかって問題をうまく解答するのもこれである．**知能低下**があると，仕事がうまくいかず，まちがい，失敗する．そして自らはそれについてそれほど困らない（病識がない）．自分が頭が悪いと思って悩むのは，自己評価ができるのであるから，実はそれほど知能は悪くないのである．

7-25. 精神遅滞　　7-26. 認知症

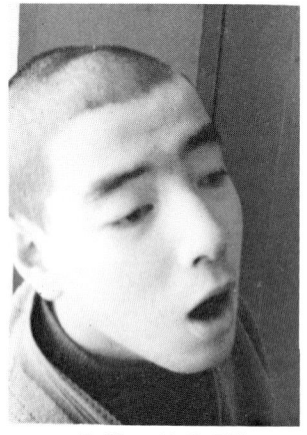

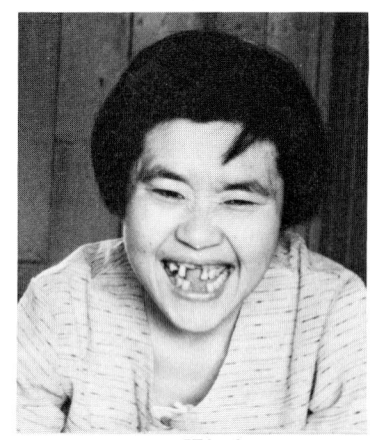

認知症　高い知能が低くなれば**認知症**といい，もともと知能があまり伸びないのは**精神遅滞**という．

精神遅滞

認知症というと知的なものが悪いのみでなく，同時に人間の精神的なもの全体が低くなることも多く，性格が変って，おさえがきかず，わがまま勝手になり，したいほうだいのことをやる，ぽかんとしている，のんきになる，怒りっぽくなる，などという変化も起る．

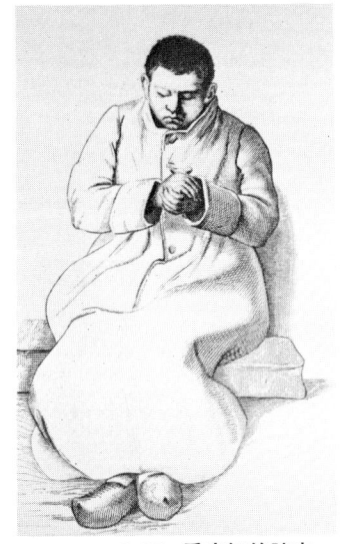

7-27. 重度知的障害
（エスキロールから）

また記憶も多くの場合には減るが，知能が低くても記憶のよい人もある．生き字引といわれるようによく覚えていても，そ

れを応用することができないと，知能がよいとはいえない．

　精神薄弱では覚えていても仕方がないこと，たとえば去年の今日は火曜であったなどということを覚えていることがある．記憶があまりよくなくても知能の高い人もある．記憶とは心の庫にしまってある品物で，思い出すとはそれを随時取り出すことであり，知能とはそれをうまく使って，むずかしい問題を解決して行くこと，自分や他人の利益になるように活用して行くことである．

分裂性痴呆（統合失調性認知症）　もう一つの認知症様状態は，欠陥統合失調症の分裂性痴呆（統合失調性認知症）である．この場合には記憶の貯えはあり，それを使わせれば使えるのに，使おうという気がないのである．あるいは何の役にも立たないような，妙な，見当外れの所に使うのである．自分の中に閉じこもって，周囲に対する関心もなく，自ら進んで何かしようという気もないので，使う必要がない．あるいは使っても正常者から見れば無駄な所に使うとか，妄想のために使うとかするのである．従って無為呆然として，宝を抱え

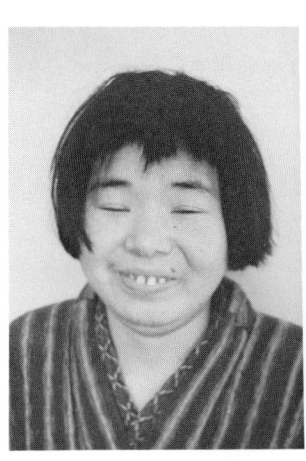

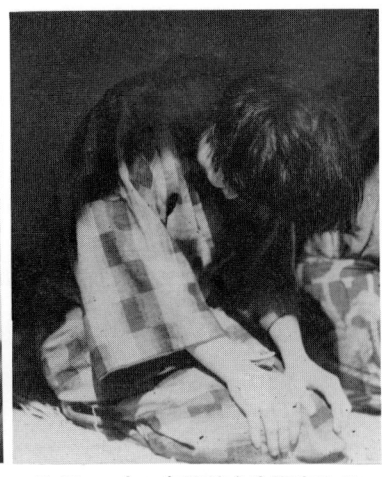

7-28. 統合失調性認知症　　7-29. 古い欠陥統合失調症のだらしない認知症的状態

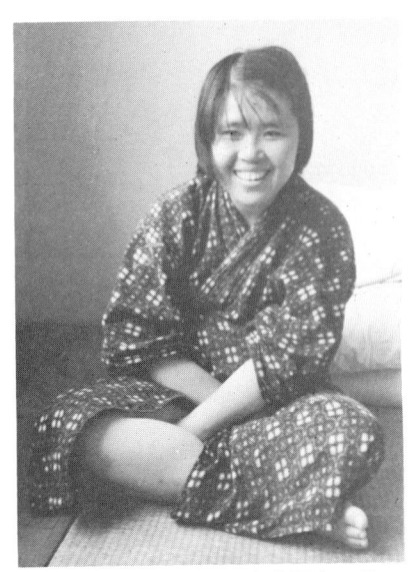

7-30. 古い欠陥統合失調症のだらしない痴呆（認知症）的状態，表情はまだしっかりしている．

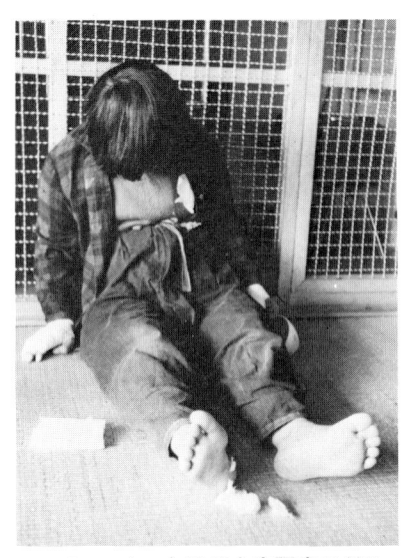

7-31. 古い欠陥統合失調症のだらしない痴呆（認知症様）状態

たまま使うことなく一生を送ることもあるし，ばかばかしい奇妙なことをやることもある．概観は認知症とあまりちがわない．

諸痴呆（認知症）状態の思考の形，
梅毒性精神病

総理大臣とは何ですか――偉い人だね，天皇陛下の次に偉い人だね，大きな家に住んでさ，一匹何百万もする鯉が何百匹も居てさ，たいしたもんだね，皆んなでいくらになるかね，万じゃきかないね（田中角栄時代の麻痺性痴呆(認知症)．誇大的傾向があり，判断力が悪い）．

老年痴呆（認知症）

同じ質問――政治をやる人の一番上の人です．昔は偉い人が居りましたね，伊藤博文，大隈重信，山県有朋，桂太郎なんて偉い人が居りましたね．だから日露戦争にも勝ったんですね．今はだめですね，戦争には負けるし，あれは何ていう大将でしたっけ，ごみ箱を覗いたりして，戦陣訓なんか出したりして，乃木大将，いや，あれはお腹を

切った方です．ほら，あの，ピストルで撃った方(戦後10年ほどの時代のこと，老年性の軽い認知症，古いことはよく覚えていて，新しい人の，ことに人名を覚えていない)．

てんかん性痴呆

同じ質問――内閣総理大臣でございますね，首相でございますね，参議院と衆議院がございまして，3年と6年とか，4年目に選挙がございます．何か困ったことがあって早く解散があれば，もっと早く選挙がございます．ビラなんか張りまして，お願いしま―すなんておっしゃって，お金もかかりますですよ．身上をすってしまう方もあります．でも当選すればいくらももうかりますから．買収なんかもよくございますね．この間の選挙にも町会議員のＡさんがおいでになって，誰だれに投票を願いますなんておっしゃって．勝った党から総理大臣がお出になるんでございますね．組閣本部なんかお作りになって，電話をひいて，あの方を大臣にしよう，この方を大臣にしようなんてお考えになって．大臣の総元締でございますね．そして参内して写真をおとりになります．総理大臣は一番前のまん中においでになります．やっぱり偉いんでございますね(よけいな枝葉が多くて不経済な考え方であり，要点を手短かにいえず，まわりくどく，迂遠で，表現はばか丁寧である．てんかん性痴呆)．

躁　病

同じ質問――あれは偉い人さ，俺もなれるよ，そのうちになるよ，そうしたら金もうんともうかるしな．それで外国旅行でもするか，ロンドン，パリ，ニューヨーク，サンフランシスコ，あすこには街の中に坂を上るケーブルカーがあるんだよ．俺はケーブルで山に上ったことがあるんだよ，御嶽，棒名山，筑波山，高尾山．高い山から谷底みればって歌を知ってるかい，先生(これは躁病の思考奔逸で，一つのこと次から次へと思いつき連想が移って行き，終りにはとんでもない所へ行きついてしまう．認知症ではないが全体としてはまとまりなく，問題を解決していない)．

統合失調症

同じ質問――総理大臣は議会で演説してね，山の方から，あれ何て

ったっけ，あの人が来てね，僕に芋をくれるってさ，総理大臣がね，芋をくれるんだよ，勲章をつけてね，僕の妹があした来てね，芋をくれるんだよ，車に乗ってさ，総理大臣の話しに乗ってさ，芋に乗ってさ，妹に乗ってさ（支離滅裂，一節一節全くばらばらで節が通らない．文脈をなしていない．しかし質問を失っているわけでもない．無意味な連想，発音による連想や反復が多い．芋と妹，乗るなど．統合失調症．認知症ではない．認知症は一般に精神病が治ってももとに戻らないが，思考奔逸や支離滅裂は病気が治れば回復する）．

分裂性痴呆（統合失調性認知症）

　35歳の男子．1日中部屋の隅にうずくまっていて，貧乏ゆすりをしている．話しかけても返事もしない．だらしない様子をして，茫然とした顔つきで，間が抜けている．催促しなければ顔も洗わないし，着換えもしない．入浴も命じなければしない．入浴しても自ら洗わず，突っ立ったままで，看護婦が洗ってくれれば黙ってされるがままになっている．自ら立って歩くのは，せいぜい便所と食堂へ行く時だけである．防火訓練のときに，火事だ，逃げる用意をというと，押入れの中に入ってもぐりこんでしまう．家人が面会に来ても，菓子は，とだけいって，その場で袋から出して皆食べてしまい，別れるときに挨拶もしない．しかし，日向ぼっこなどしているときに突然，「先生，人生って何でしょう，意味があると思いますか」という．顔がちょっとの間引き締まる．こんなことをいうのかと驚いて問い返すとまた元の茫然状態に戻ってしまう．このような状態がもう10年も続いている分裂性痴呆（統合失調性認知症）．この状態は多くは不治であるが，全く変らないでこのまま一生を送るとも限らず，時としてかなりよくなることもある）．

精神障害の諸状態のまとめ

A．**神経衰弱状態**
　　　精神的身体的故障の悩みと訴え．
　心気（疾病懸念，体感異常）
　離人（内外界の実感の喪失）

強迫（特定のことがらの，強いて迫る抬頭，無意味と認められ，わずらわしいがどうにもならない），恐怖（特定のことがらへの強迫的不安と行為中止や逃避）

B．活動増減状態
　　行動の増加と減少．
　　愉快な活動増加　　躁症状群，躁性興奮，思考奔逸（思いつき多く，進行速かで，脱線）
　　憂うつな活動減少　　抑うつ症状群，行為抑制，思考抑制（思いつき少なく，進行徐い）
　　硬い活動の増加と減少　　緊張症状群，緊張性興奮と昏迷（硬い，冷い，不自然，奇妙，支離滅裂，関連がない）
　　不安な活動増加　　苦しく，心配で，じっとしていられない．恐慌．
　　不機嫌な活動増加　　怒って暴れる．
　　衝動行為　　抑えられることなく，不当な行動が突発．
　　鈍感無為　　感情が鈍く，関心が少なく，活動が少い．

C．幻覚妄想状態
　　幻覚は実在しないものを知覚，妄想は個人的な，誤まった意味づけと確信，他の精神的なものから了解できるものとできないもの（反応性妄想と特発的妄想）．
　　幻覚　　幻聴，体感幻覚，幻視，幻嗅，幻味；声，噂，悪口，命令，批判；被影響（させられ感）．
　　思考化声　　考えが聞える．対話の声，行動を左右する声は統合失調症特有．
　　妄想知覚　　見えたものに妙な特別の意味が認められる．
　　妄想　　誤った思いつき．

D．意識混濁状態
　　認識困難とまとまらぬ言動．
　　せん妄　　認識に誤りが多く，全般的に正しく認識できず，まとまりない言動が多い．興奮もある．
　　もうろう状態　　意識されることは平常のものとつながりがなく，範囲は狭く，行動は一応かなり整然．二重人格的交代意識．
　　健忘　　いずれの場合にも醒めた後に残る．

E．記憶減退状態
　　記銘弱　　新しいことを覚え込めない．
　　コルサコフ症状群（健忘症状群）　　記銘弱，見当識喪失，作話．
　　健忘　　時間的に限られた追想脱落（思い出せない）．
　　逆行健忘　　健忘がさかのぼる．

記憶不良感　忘却や追想のまちがいを病気と思って心配するのは心気．Aに属する．

F．知能低下状態

知的，情意的鈍麻

器質性認知症　知能低下．生れつきのは精神薄弱（遅滞），あとから起こったのは認知症，性格変化を伴う（抑制がなくなる，性格極端化，感情不安定，怒りっぽい，ゆううつ，上機嫌，頑固で見識が狭い，影響され易い，関心が失われる），人間の心の水準の低下（低格な人間）．

統合失調性欠陥状態　感情と意欲の減退，鈍感無為，無関心，自発性がない，支離滅裂．著しいと分裂性痴呆（統合失調性認知症）．

8

諸状態と各精神病との関係

状態像と精神病　　前章にあげた6つの状態が，現在の時点で見て取られるものである．
　　　　1．神経衰弱状態
　　　　2．活動増減状態
　　　　3．幻覚妄想状態
　　　　4．意識混濁状態
　　　　5．記憶減退状態
　　　　6．知能低下状態

　長い経過を見ると，これら6つの状態のいずれかが現れ，また消えるだけのこともあるが，1から6へと順々に移って行くこともあり，逆行することもあり，どれかに停止していることもあり，あるいは長い経過の中に何回か1から6までのいずれかが現れたり消えたりすることもある．

原因，心因　　つぎに精神的原因（心因，動機）と身体的原因（体因，内因
内因，外因　　と外因）を前記と併せて考える．精神的原因から前記の諸状態が現われるとすれば，この原因からこの状態が起ったことが了解，少なくともかの如き了解ができるのである．身体的な病気と異常な精神的状態のはっきりした，殆んど規則としてもよいくらいの関連は，**急激な重い脳侵襲があれば意識混濁ないし喪失，脳の広い破壊があれば知能低下，あるいは記憶減退**という

だけのことである．

　1から3までの状態は軽い脳侵襲によることもある．5ととくに6は不可逆（不治）のことが多く，1から4ないし5までは多くは可逆的で，治りうる．心因性に4，5，6が起ることは少ないが，この場合は可逆的であり，目立つ著しい変化なのでヒステリーと呼ばれることが多い．

　心因も体因も見出せないとすれば内因と考える．しかし内因性のものは独特なニュアンスを持つので，心因，体因を探さなくても内因性と分かることが多いが，必ずしもそうとも限らない．

　精神的状態の重さ（病気のたちの悪さ）は1から6に至るにつれて重くなる．状態の異常さは3と4であって，1，2，5，6は正常者にも多少ともその傾向は見られるものである．従って気がちがうという感じを大きくするものは3と4である．

　体因となる体の病気は1から6に至るにつれて重くなる．生命の危険性の著しいものは4である．1から6に至る諸状態の名は主景となるものであるが，さらにこれに加えて，1から6の状態のいずれかが軽く背景をなして一緒に存在することもある．

　たとえば認知症が主症状であるが，同時に活動が増しているという如きである．背景に4，5，6があれば，それに注目して病気の診断をする．活動増加が主景にあっても軽く認知症が見えれば，認知症に注目して病気の診察をする．

　4，5，6の状態は脳の破壊的な疾患を背後に有することが多く，これが精神病の重大さを意味するので，うつろい易い1，2，3の，脳を引合いに必ずしも出せない，「軽い」ことが多い症状よりも，4，5，6の方を重大視しなければならないのである．

諸状態と各精神病との関係　173

梅毒性精神病　　古典的な**梅毒性精神病**を例にとると，初めは1の神経衰弱状態か，2の活動増減状態が主景にあり，時として3の幻覚妄想状態も加わる．しかしよく見れば6の知能低下が少し背景にある．身体的検査により梅毒性精神病のことが決定される．病気が進行すれば5から6の症状が主景になる．途中で急激に脳の病気が進行すれば4の意識混濁状態となるが，これは一時的なものである．治療後かなり回復した時に，3の幻覚妄想状態が現れることがある．

アルコール　　**アルコール中毒**では，酒を飲むとまず2のグループの朗らか
中毒　　　　な興奮が起こる．更に飲み続ければ4の意識混濁状態に陥り，醒めてから5の記憶減退状態を示す．長い間常用すると永続的の5あるいは6の記憶や知能の障害を示す．この場合には知能低下より性格変化の方が著しい．

振戦せん妄　　こういう人がまた多量に飲酒したり，体の重い病気にかかったりすると，4の意識混濁状態を起こし，生命の危険がある（**振

幻覚症　　戦せん妄**）．あるいは時として3の幻覚妄想の著しい精神病と
妄想症　　なる（**アルコール幻覚症，アルコール妄想症**）．5の記憶障害

コルサコフ病　の著しいのは**コルサコフ精神病**という．急性の酔いの間に4の
病的酩酊　　もうろう状態を突然起こせば**病的酩酊**という．**宿酔**，ふつか酔
宿酔　　　　いは1の神経衰弱状態を示す．

頭部外傷　　**頭部外傷**では，外傷の瞬間に4の意識喪失や混濁を起こす．この状態から醒めてくると5の記憶障害を示す．

　　　　さらにすっかり回復するまでに2と1の状態を経過する．脳がひどく毀れれば6の知能低下が永久に残る．かなり回復して1の状態になっている時に，自分の精神能力の低下をひどく心配すれば，心因によって1の状態は一層著しくなり，2も加わる．

　　　　この場合の2の活動増減は憂うつな活動減少，不安，不機嫌，

鈍感無為などであり，愉快になることはない．この心因は心気，
外傷性神経症　病気の心配のみならず，他人から受けた外傷ならば賠償の問題がからみ，十分賠償してもらえずに不満であったり，もっと多く賠償してもらいたいという下心があったりすると，1の状態は著しくなり，2も現れる．これを**外傷性神経症**という．

躁うつ病　脳に結びつけられない精神病については，まず躁うつ病では2が主で，軽い場合には1が主である．3はありうるが，4，5，6の意識，記憶，知能の障害に至ることはない．

心因や体因は認められないが，心因や体因によって内因性のうつ病が誘発されるように見えることはある．心因に誘発されるとすれば了解的立場を加えて見てゆくのであるが，これは主としてうつ病についてで，躁病は了解的に見にくい．

また心因は直接了解的であるよりも，身の上の変化，状況の変化がなぜうつ病という形の症状を呈せしめるのか了解しにくいようなこともある．たとえば今までの住居よりずっとよい住居に移転するとか，定年退職して悠々自適ののんきな身分になったときにうつ病が現れることがある．張合喪失であろう．

心因的に誘発されたうつ病は精神的影響で治ることはなく，一般のうつ病の経過の規則に従い，時期が来ればひとりでに治り，あるいは抗うつ剤でよくなる．純心因性のうつ状態は精神的影響で治る．

統合失調症　**統合失調症**は主として2と3の活動増減，幻覚妄想の状態を示す．統合失調症の活動増減，興奮と昏迷には，奇妙なわけのわからない，不自然な，硬い，冷たい，という色彩が特徴である．

幻覚妄想状態は統合失調症で最も著しいので，幻覚や妄想があるとまず統合失調症を考えてもよいくらいのものである．ことに幻聴は統合失調症に多く，他の精神病には少ない．

妄想知覚　**統合失調症**特有の幻聴や妄想としていくつかの特別な形のもの

があげられ、**妄想知覚**(知覚されたものに特別の意味が附加される)、**させられ感**(思考や行為が、自分で遂行するのではなく、他の力によってさせられると感ずる)、**思考化声**(自分の考えることが聞える)、互いに言い合いをする声が聞こえる、自分の考えていることが他人にわかってしまうなどがある。また体の感じの幻覚(体感幻覚)の奇妙なものも統合失調症特有である。

以上の統合失調症特有の幻覚妄想があれば、それだけで統合失調症と定めてよいくらいのものであるが、どの統合失調症にもあるというほど多くあるものではなく、またはっきりした脳病でありながら統合失調症そっくりの幻覚や妄想を示すこともある。この場合には脳病と統合失調症との合併といわず、脳病における統合失調症状という。すなわち病気の診断には身体の方に重きをおき、精神症状には精神病を定めるだけの価値はないのである。

統合失調症とかうつ病、躁病という一つ一つの病気の存在は疑問なのであって、当分の間これらを一つ一つの病気とみなしておくというだけのことである。

異常人格(精神病質人格)、**心因性反応**、**神経症**、**ヒステリー**は、精神病に入れないでおく方がよい。心因で起こり、身体的病的基盤はなく、精神的働きかけだけで治りうるものは精神病とはしない方がよい。

しかし著しく奇妙な症状、幻覚とか妄想とか、ヒステリーのようなはでな、目立つ症状を起こすものは、これは本来は神経症と同等のものであっても、精神病と呼ぶことがあるのは、精神症状の異常性が強いからである。それは主として3の妄想、4の意識障害、5の記憶障害、6の知能障害の状態である。

神経症や異常人格における精神障害は脳を引き合いに出せず、狂って見えることも少ないので、軽い障害であり、主として1の神経衰弱、2の不安、憂うつ、不機嫌などの状態である。

1と2の状態はこのように軽く見えるので，この状態を見ると，それだけで神経症としてしまいたくなるが，そのためには体因性，内因性の精神病を除外し，心因を探し当てなければならないのである．

しかし心因は探し当てられないことも多いので，その時にはかの如き了解によって，心因を作り出すことになる．この点で心因の探求はあいまいなものである．ことに1の場合には，体因にしても内因にしても軽い病気か，重い病気の初期のまだはっきりしないものなので，心因性のものとはっきり区別を立てられないことがあるから誤診を引き起こす．

3の幻覚妄想の状態は統合失調症に多いので，心因性に妄想を起こす場合，統合失調症と区別することがむずかしい．幻聴が心因性に起こることはごくまれである．統合失調症特有の形の幻覚や妄想は心因性には起こらない．

異常人格と神経症　**異常人格**と**神経症**は元来一つのもので，それを別の側面から見るのである．ある人間にある刺戟（心因）を与えると心因性の反応を起こす．この反応の形は人によって異なる．

ある人間に悪口をいうという心因を与えてみる．ある人間はひどく怒ってなぐりかかる．もう一人の人間は別に怒りもせずに平気でいる．怒りとか平気というのは心因性反応である．ある人は怒り，ある人は平気なのは，前者は性格が短気だから，後者は性格が鈍感だからというように，悪口という心因を与えてそれに対して起こす怒りとか平気とかいう反応の形を見て，その人の性格とするのである．

すなわち，このような反応を起し易い準備性があることをその人の性格というのである．心因があって1，2，3の状態が起こる場合に，こういう状態が起こり易い人と起こり難い人とあり，些細な心因で1，2，3の状態が起こり易い人，心因が

殆ど認められなくてもよく起こしている人を，1，2，3になる傾向を強く持つ人として，異常人格という．

4，5，6の状態は人格傾向よりもむしろ心因の強さによることの方が著しい．気の小さい人といえば性格の型であるが，こういう人は心配性で，自分の体のこと，精神的劣等性，人の評判をしじゅう気にしており，些細なきっかけがあると，神経衰弱状態，憂うつ，邪推（著しくなると迫害妄想となる）を起こす．うそつきの性格，みえっぱりの性格の人は，自分の悩みを偽って大げさに派手な症状として現わすので，ヒステリーを起こす傾向がある．

表 8-1.

精神的診断名 \ 精神的状態		1 神経衰弱状態	2 活動増減状態	3 幻覚妄想状態	4 意識混濁状態	5 記憶減退状態	6 知能低下状態	身体的基礎
I	異常性格神経症	性格異常の諸型 心因性反応 神経症		邪推反応妄想反応	ヒステリー性せん妄 驚愕反応	ヒステリー性健忘	偽痴呆（偽認知症）	病的でない素質
II	内因性精神病 躁うつ病	軽うつ病	躁病 うつ病	誇大妄想 卑賤妄想				病的な素質
II	内因性精神病 統合失調症	初期破瓜型	破瓜型 緊張型	妄想型	急性統合失調症（興奮，昏迷，支離減裂）	無関心による記憶減退	分裂性痴呆 欠陥統合失調症	
III	器質性精神病	軽い身体病 重い身体病の初期 回復期の背景主景として	背景として 主景として	幻覚症 幻覚妄想症	症状性精神病	4のあとで認知症と共にコルサコフ病	認知症 精神遅滞（生まれつき）	真正てんかん 脳疾患 身体疾患

また異常性格があって心因性反応を起こすのではなく，逆に異常性格は心因性反応的に形成されると見ることもできる．気の小さな人は幼い時から長い間いためつけられて出来上がり，あるいは幼い時にひどく恐しい目に遭って出来上がったものとも見られ，このようにして出来上がった性格の上に，また特殊の心因性反応が起こり易いのである．

　精神的諸状態と精神的診断名と身体的基礎との関係は表8-1のようになる．

　この表で下に太い線が引いてあるのは，精神的状態と診断名が非常によく対応する所である．

異常人格　　　Iの**異常性格，神経症**の列は体ないし脳の病気を基礎とする
神経症　　　ものではない．正常者とは程度のちがいしかないから，精神病とはいわない方がよい．4，5，6の状態はⅠ列ではまれにしか見られない．

　4は驚いて気を失うとか，激しい煩悶があると気が遠くなってうわごとをいうなどの状態，5はいやなことは忘れてしまう
偽痴呆　　　こと，6の**偽痴呆（偽認知症）**は普通の社会ではめったに見ら
（偽認知症）　れないものであって，刑務所などで自由を奪われたときに無意識に認知症のまねをして刑を逃れようとの魂胆から出る心因性
幼稚症　　　反応であるとされ，頼りない子供のような態度をとったり（**幼稚症**），ごく簡単なことを，実は正しく知っていながらわざと知らないふりをするように見える（馬の足は何本——5本，
ガンゼル　　　3 + 5は——15）もの（**ガンゼル症候群**）である．身体的には，
症状群　　　異常性格や神経症になる素質があると考える人もある．

躁うつ病と　　Ⅱの列の**内因性精神病**は将来ⅠかⅢに片づけられると考える
統合失調症　人も多いが，病的な素質があってひとりでに起こって来るという説に従えば内因性となる．精神的原因から了解されるように導かれず，正常者やⅠ，Ⅲの範囲の患者も持つことのないよう

　　　　　　　な変った（了解しにくい，患者の身になって感じて経験してみることが困難な）精神症状を持つものがあり，ひとりでに治ることもあり，精神的影響には左右されないので，Ⅰの列，Ⅲの列と質がちがうように見える．

軽うつ病　　Ⅱの1の**軽うつ病**というのは，軽いうつ病で，体の病気か神
仮面うつ病　経症のように見えるので，**仮面うつ病**ともいわれる．

急性統合　　**急性統合失調症**は急性の重い身体病のときの症状性精神病に
失調症　　似る．またⅡの4の括弧に入れた興奮，昏迷，支離滅裂は，元来2の活動増減に入るものであるが，意識混濁時のものと区別がつきにくく，国によっては昏迷を意識混濁に入れることもある．同じ形の話のまとまりなさを，ドイツでは統合失調症なら支離滅裂，意識混濁時なら散乱というが，フランスでは妄想も意識
デリール　混濁も一緒にしてデリールという（デリリウムはせん妄，デは外れる，リーラは畦，正道から外れる）．すなわち2，3，4の各状態には区別をつけ難いことがある．しかしできるだけ区別するように努めなければならない．

器質性精神病　　Ⅲの列の**器質性精神病**は脳や体の**既知**の病気を基とする（統合失調症や躁うつ病は脳や体の**未知**の病気を基とすると考える人がある）．このうち急性脳侵襲は4，慢性の広い脳破壊は6や5を起こすという原則がいつもあてはまる．（狭い，部分的な脳破壊ではどれかの神経の麻痺や局在症状といわれる失語，失行，失認を起こすが，認知症的な知能低下は来たさない．ただし軽い性格変化や知的障害は認められることがある）．

　　脳と心の規則的な関係というのは急性の脳侵襲では意識障害，慢性の脳破壊では知能低下ということだけである．すなわち精神的に4か6の状態が確かめられれば，それは器質性精神病であろうから，体の病気の更に詳しい検査によって何病か定めないと根本的な治療ができない．この治療を行えば症状性精神病

は治ってしまう．

　伝染病，中毒，自家中毒，血行障害，酸素欠乏，内分泌障害，脳の外傷，脳腫瘍，変性疾患などはいずれも器質性精神病を起こすことがある．

　この体の病気が軽い場合でも1の神経衰弱状態は必ずといってもよい位起こっているのであるが，普通このような精神状態には目もくれないで，体の病気だけに注目するのは，精神症状があまり異常に見えないからである．しかしこれも厳密にいえば立派な精神病であることにまちがいない．

　しかし体の病気による神経衰弱状態ないし憂うつ，不安は，体の病気から直接発するものとも限らず，体の病気に悩む心の産物（心因性反応）であることもあり，癌ではないかと心配して不安，憂うつになるのは，癌の直接の症状ではなく，癌を恐れる心の症状なのである．

　症状性精神病としての神経衰弱状態は精神病といわないことにするが，ヒステリーは体の病気を基にしているのではないのに精神病といわれることがあるのは，精神的異常性が強いためである．このように精神病とは何かということの概念はあいまいなものである．

　ヒステリーでは体は健康で，すっかり治りうる．器質性精神病では体ないし脳が必ず病気で，悪くすれば治らないことも，命を失うこともありうる．こうなるとヒステリーよりも器質性精神病の神経衰弱状態の方が重い，本当の病気である．

　認知症が重いにしろ軽いにしろ，Ⅲには1，2，3の状態が伴って背景にあることもあるが，この場合は背景に注目して診断してはならず，認知症は必ず脳の破壊を示すから，この方が本質的なものなのである．

9

治療について

1. 精神療法

精神療法　精神障害の精神的原因は，意識されている，あるいは無意識の中にあると考えられる，トラブル，心配，葛藤，悩み，圧迫などのしこり，わだかまりなので，これを探し出して解決をつけて解放，発散させるのが根本的な治療である．

　このようなわだかまりを圧し殺しておくのがよくないので，解決できないまでも，なんらかの行動として外に発散するだけで心は軽くなる．話し合いで悩みを打明けたり，仕事や遊戯をしたりすると，わだかまりの発散ができる．余計な心配には正しい事情を説き聞かせ，力になってやり，こうすれば治るという信念を植えつけ，心の持ち方を変えてトラブルをトラブルと感じさせなくしたり，訓練によって克服したりさせる．

　環境，社会にある障害物を取り除き，住みよい社会にすることが最も大切である．このようなやり方のために様々な精神療法的方法や流派がある．

催眠　催眠療法．睡くなるという暗示を与えて眠りに似た状態にすると，意識は狭いながら保たれて施催眠者との特殊の心のつながりのみが保たれ，施催眠者の指示が催眠中のみならず催眠後も守られる．

催眠の間に心の底に意識されずにわだかまっている悩みの種が思い出され、行動として発散させられることもある。

分析　精神分析療法．隠れているしこりを見出す方法で，夢や思わぬやりまちがいや，作品などから推定したり，自由に思いつくままに話をさせて，それがつまづいたり，ひっかかったりする所から見当をつけて，心の中の秘処を探り出す．

森田　森田療法．悩みを悩まなくするには悩みを当然のものとして受け入れ，それを追い払おう，消そう，治そうという努力を止めて，あるがままに従って行くという気持にさせるために，修業，禅的な修業（講話や作業）を行う．

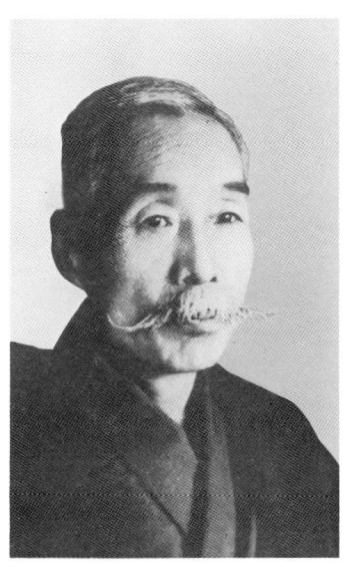

9-1. 森田

自律訓練　自律訓練法．自己暗示によって身体の各部に快い体感（体の感じ）を起こさせて，自律神経支配下の諸器官の機能改善を行う．

行動　行動療法．症状という不適切な行動がいつのまにか学び取られていたのを正しい行動の習得によって克服する．このためには賞罰などを伴わせることもある．

遊戯　遊戯療法．遊戯によって自主的な快い活動をさせて，わだかまりを発散させる．あるいは遊戯の様子から心の底のわだかまりを推定する．

芸術　芸術療法．これは上記の趣旨で絵画，音楽，造型，劇などを行わせるものである．

作業　作業療法．労働を行わせる．

生活　生活療法．社会のおきてに沿った生活ができるような訓練．道徳療法（セラピー）というのは残酷な取扱いを受けていた患者に人道的に対処しようとする意味のようであるが，モラル（モラル）とは風俗，習慣，作法という意

味なので，社会の掟に沿って行動するように訓練することにもなるので，上記の精神療法も一般にこう呼ばれる．

統合失調症　統合失調症の精神療法，自閉，自己の中に閉じこもっている患者と心と心の接触をつけて，よく話し合うことから，患者の心のなかの故障を知り，それから正しい社会生活ができるように導きだすのに種々の方法がとられるが，指導者は己のよしとする方法によって行えばよいのであって，根気よく接触をはかれば，思いのほか効果があることもあるにしても，一般に困難なことである．ともに語り，ともに仕事をし，ともに遊ぶというのがよい．精神医学の知識を持ちつつ接触をはかれば，思いがけない所に故障があって，それの解決で，病気が治るというよりも，うまく生活できるように導くことができる．

統合失調症やうつ病の諸症状は精神的に変化した人間における心因反応であるものが多く，この場合患者は神経症のように自らがこの故障を訴えることは少ないので，指導者の方がよく観察して故障の源を推定して対処してゆくのが有効である．

うつ病　うつ病の患者には元気を出すように励ますのはいけない．気力でよくなることはなく，気力でどうにもならずに絶望して死のうとする．うつ病期が過ぎ去ればひとりでに元気になる．

2．物質的療法

薬物療法　鎮静剤，精神安定剤を用いるのは，病気を根本的に治すというよりも症状を抑えるような作用を期待するのであろう．心配や悩みから起こった不眠症に対して，心配を除去せずに睡眠薬を用いて，よく眠ることができたにしても，もとの心配は取り去れるものではないので，もとの心配の解決は精神療法によるべきである．薬によってもとの心配と関係なしに眠りを催させれば，不眠に対して苦しむことが減るので，もとの心配も或る程度楽になるであろう．こういう意味で精神安定剤を用いる．睡眠作用の多いもの，少ないものがあり，睡眠させると同時に不安を去るか，睡眠作用なしに不安を除去するようなものもあ

り，憂うつに効果のあるもの，興奮に効果のあるもの，などがあり，一般に精神的に鈍くさせる作用がある．

精神障害では一つの神経細胞から別の神経細胞へ刺激ないし興奮が伝達されることに故障を起こしているのだといわれ，この伝達に関与する物質，アセチルコリン，ドーパミン，ノルアドレナリン，セロトニンなどの働きを安定剤により是正するのであるといわれる．

精神安定剤，抗うつ剤などは300位の種類があるが，それは大体ここにあげた5種の基に様々の枝をつけたものが主であった．最近は精神薬理学の進歩により薬剤が開発され，個々の症状により，また治療者の好みにより，種々のものを用いたり組合わせたりする．

1) **軽い精神安定剤**は主として神経症的なものに用い，ベンゾジアゼピン化合物である（クロルジアゼポキサイド，10～30～60mg）

クロルジアゼポキサイド

2) **強い精神安定剤**は躁病と統合失調症に用いる抗精神病薬，フェノチアジン（クロルプロマジン　30～75～300mg），プチロフェノン（ハロペリドール　0.5～1.5～6.0～12.0mg），がある．

フェノチアジン，Xはハロゲン

クロルプロマジン

[ブチロフェノン の構造式]　[ハロペリドール の構造式]

[スルピリド の構造式]

ハロペリドールで左端が F_3 のものがデプロメル，プロザクという名で使われ，抗うつ剤としてよく効く．

最近では非定型抗精神病薬といわれる，SDA（リスペリドン，ペロスピロン），MARTA（オランザピン），クエチアピン，アリピプラゾール等が，副作用も少なく効果的なため，使用されるようになった．

3）**抗うつ剤**はうつ病に用いるイミドベンチル（イミプラミン，10〜30〜150mg）に代表される三環系抗うつ薬（TCA）がある．

[イミドベンチル の構造式]　[イミプラミン の構造式]

最近では新世代抗うつ薬といわれるSSRI（フルボキサミン，パロキセチン，セルトラリン），SNRI（ミルナシプラン）等が開発され，社会不安障害，パニック障害，強迫性障害などにも使われるようになっている．

4）**抗てんかん剤**はバルビツール酸（フェノバルビタール0.1〜0.3g）とヒダントイン（ジフェニールヒダントイン0.1〜0.3g）がある．

[バルビタール の構造式]　[フェノバルビタール の構造式]

ヒダントイン　　　　　　　　ジフェニールヒダントイン

最近ではバルプロ酸ナトリウムが広く使用され，ほとんどのてんかん発作の抑制が可能となった．

5) **精神病発現物質**にはインドール核を持つものが多い（メスカリン，LSD）．

ショック療法　薬による治療の時代の前に長く（10日間）眠らせておく持続睡眠療法，意識喪失とけいれん発作を人工的に起こすショック療法が行われた．現在でもショック療法は，行われることもある（91頁参照）．

また脳の前の方に切截を加えて鈍感な活動現象を起こす前頭葉白質切断(ロボトミー)も行われた．

神経伝達　神経細胞から神経細胞や筋肉へ興奮を伝えるドーパミンと，ノルアドレナリン(カテコールアミン)，セロトニン，アセチルコリンは，アミノ酸のフェニルアラニン，トリプトファン，メチオニンからできる．

交感神経の末梢からはノルアドレナリン，副交感神経ならアセチルコリンが出て筋肉に興奮を伝え，脳内ではドーパミンが主役をなすと考えられ，統合失調症や躁病ではドーパミンによる興奮の伝わり方が増えて居り，うつ病ではセロトニンが減っている．強い安定剤（抗精神病薬）はドーパミンのこの伝達作用（神経細胞の突起の末端から興奮—ドーパミン—が出て次の神経細胞に興奮が伝わる）を弱め，抗うつ剤はセロトニン過少を補う．

副作用　精神障害に有効なこれらの薬にはドーパミンのみならず，アセチルコリン，ノルアドレナリンの伝達作用にも影響を及ぼすので，そのための薬の副作用が現れる（便秘，尿閉など）．

また脳幹の黒核や淡蒼球など錐体外路核（運動の調節や筋の緊張を司る）の中で，ドーパミンの作用が妨げられると，パーキンソン状態を起こす．パーキンソン患者にドーパミンの前物質ドーパを与えると治療効果がある．

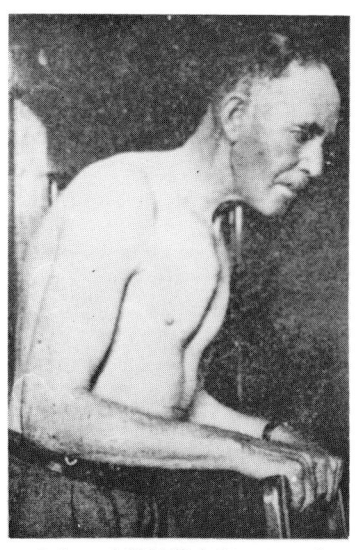

9-2.　向精神薬中毒によるパーキンソン状態
体を前にかがめ，運動がおそく筋肉が硬い．手が大きくふるえる．

　副作用はこのほか肝障害，発疹，血液障害，軽いものとして眠気，だるさ，渇き，鼻づまり，血圧低下，倦怠感などがある．
　長期使用時には舞踏病様錐体外路障害，静坐不能（じっとしていられない），遅発性運動障害（顔，舌，口，頚の筋肉の痙攣），肥満，時として外因性反応．循環虚脱や胃腸の麻痺や高熱と肺のうっ血水腫をおこす悪性症状群（サンドローム・マラン）は生命の危険がある．
　抗うつ剤中毒ではセロトニン症状群が現れ，いらだち，軽躁様，はげしいとせん妄，悪性症状群ほど危険ではない．パーキンソン様の筋強直はない．
　てんかんの薬も長く連用しなければならないので副作用に注意する．ヒダントインでは小脳失調，歯肉増殖，体毛増加，白血球減少などがよくみられる．

アルコール依存は断酒会がよい．抗酒薬というのはアンタビュス，シアンアミドなどアルコールの体内における分解を中途で阻止して，アセトアルデヒドが貯って苦しくて飲めなくするものである．

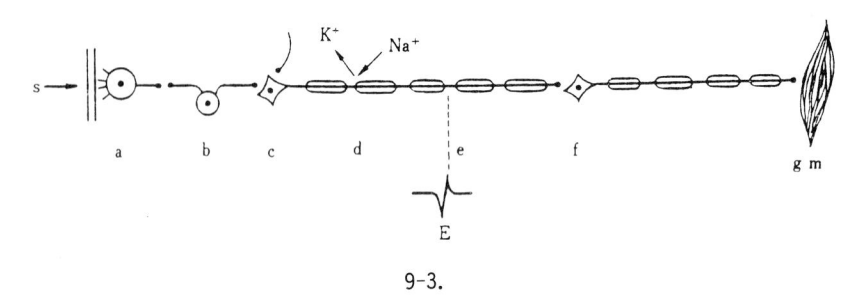

9-3.

sは刺激．
aは感覚細胞．刺激が来ると細胞の外に多いNa^+が入り，中に多いK^+が出る．刺激が去ると細胞のエネルギーをATPアデノシン三燐酸から得てNa^+を出してK^+を入れる．
bは次の細胞．
cはその次の細胞．
dは神経鞘のくびれ．神経が興奮するとNa^+が入りK^+が出て，外と中の間に電位差ができて，次のくびれとの間に電気が流れ，そこでまたNa^+の流入とK^+の流出が起こる，というようにして興奮が伝わる．
Eはくびれにおける電位の変動．
f．この隙間でドーパミンが左の神経細胞突起から出て次の神経細胞の膜のNa^+，K^+の透過性を変え，こうしてまたくびれからくびれへとNa^+ K^+の出入りが伝わっていく．
　　この間隔をシナプスといい，ここをドーパミンやセロトニンやノルアドレナリンが興奮を伝えることになる．
gは神経と筋の隙間．ここでアセチルコリンが興奮を伝える．
mは筋肉．

付

文　献

　戦前は精神医学関係の本は僅かであったが，今日は無数に出ていて概観することも困難になってしまった．次に記すのは私の狭い経験から特に取上げる価値があるものだけで，人には好みがあるので，各自心がけて自分の気に入ったものを読めばよいのである．

　私が初心者のとき師からおしえられて目が開けた思いがしたのは，クルト・シュナイダーの「一般医のための精神医学講義」で，この訳は「臨床精神病理学序説」（みすず書房）として私の訳が現在入手できる．その頃ブロイラーの「精神医学教科書」は私には難かしくて理解できなかった．この本も今は切替訳で中央洋書出版のを読めるようになった．

　精神医学は他の医学の各科では重きをおかない心，精神現象に重点があるので，精神障害時の心理学がどうしても必要になる．これを精神病理学というが，これの最も優れた本はヤスパースの「精神病理学総論，上中下」（内村，西丸，島崎，岡田訳，岩波書店）で，これは厖大すぎるので，著者の30歳のときに出した「精神病理学原論」という初版の方が読みやすく，私の訳でみすず書房から出ている．シュナイダーの上記の本は戦後「臨床精神病理学」と変って，平井，鹿子木の訳（文光堂）があるが，前掲書より難かしくなっているものの，最も権威のある本である．シュナイダーの弟子のワイトブレヒトの更に大きな教科書もあるが，晦渋で，切替訳（文光堂）があるから原書より読みよくなっている．

　今日ある精神医学教科書は我国のも外国のも国家試験用で簡単になっているが，おもしろ味がなくなった．アメリカのDSM，診断統計摘要 Diagnostic and Statistical Manual の第四版によっているものが多いが，この分類がはたして優れたものか否かは問題である．50年も前からの私の「精神医学入門」

は24版を重ねて今でも続いているが，これはシュナイダー，ヤスパースを基にしているものの，独特の分類，記述をしている（南山堂）．

精神医学の本は古いものでも価値を失っていないが，ハインロートの「狂気の学理，ドイツ浪漫派の精神医学」（西丸訳，中央洋書），ノイマンの「単一精神病観」（西丸訳，医学書院），クレペリンの「精神医学臨床講義」（西丸，大原等訳，医学書院），クレペリンの4冊の「精神医学」（6分冊となって西丸，遠藤，伊達，大原訳，みすず書房），ピネルの「精神病の医哲学論」（影山訳，中央洋書）などが入手できる．

小さな本で非常によくできているのは，シュペリの「コンペンディウム」で，平井，鹿子木の訳がある．

「医学的心理学」という題の本はクレッチマーのものが，みすず書房から，西丸，高橋訳で出ている．普通の心理学の本で精神医学に必要なものは案外ない．それよりもフロイトの神経症やヒステリーに関する心理学の本が有益である．多くの解説書があるが，フロイト自身の著した「精神分析入門」がよい．いくつかの文庫版がある．

精神医学の名著はクレッチマーの「天才の心理」（内村訳），「敏感関係妄想」（切替訳），「体格と性格」（相場訳），内村の「精神医学の基本問題」（みすず），臺「精神医学の思想」（筑摩），村上，「精神分裂病の心理」，（弘文～みすず），神谷，著作集の中のいくつか（みすず）．

精神医学の歴史については，アッカークネヒト（石川，宇野訳，医学書院），シルボーク（神谷訳，みすず），クレペリン「百年史」（岡，山鼻訳，金剛出版），ペリシエ（三好訳，クセジュ），西丸「精神医学の古典を読む」（みすず）がある．

アメリカ式の教科書として西村　健の「臨床精神医学」，加藤の「TEXT精神医学」何れも南山堂，が出ている．

用語集と索引

項目末尾の数字はページ数，数字のないのは本文中にない言葉で，興味のある言葉を集めたので本文中にないこともある．

アミタール面接 amytal interview
睡眠薬アミタール，イソミタールを0.3gゆっくりと静脈注射すると，口をきかない患者（拒否，昏迷）が口をきくようになったり，明かさなかった心の中を打明けたりするようになることがある．速に注射すると眠ってしまう．一分間0.1gの速さ．

アルコール幻覚症 alcoholic hallucinosis
慢性アルコール中毒の際に見られる幻視，幻聴，体感幻覚を主とする精神病で，統合失調症に似る． 59

アルコール中毒 alcoholism
急性アルコール中毒は酔い，酩酊，病的酩酊は突然もうろう状態を起こし，異常な行動をし，あとで醒めてから思い出せないもの（健忘）．慢性アルコール中毒は低格な性格変化，認知症，飲酒を中止してもまた飲みたくなり，あるいは不快やふるえなどをおこして飲めばすぐ快適になるものは依存 dependency, Abhängigkeit.嗜癖habit, Suchtという．慢性アルコール中毒者の急性アルコール中毒には振戦せん妄 delirium tremensがある．慢性中毒者の精神病には幻覚症，健忘の著しいコルサコフ精神病，嫉妬妄想がある． 62

アルツハイマー病 Alzheimer's disease
初老期に起こり速やかに進む認知症．老年痴呆（認知症）（70歳から）が早く起こり解剖学的変化が著しいもの．神経原線維が太くなりうねり，老人斑 plaque sénileが皮質に点在する（特有の形のアミロイド沈着巣）．脳葉の一部，前頭，側頭葉などが著しく萎縮するのはピック病Pick's disease，巣症状．老年痴呆（認知症）のことをアルツハイマー型痴呆という． 50

アントン症状 Anton's symptom
自己疾病失認，盲目の人が目がみえるといい，半身麻痺の人が四肢を皆動かせるという．巣症状としてあることがある．

意識 consciousness, Bewusstsein
外界と自分の存在や状態を知っていること，こういうものを全般的に知っていると，意識清明という． 157

意識混濁 clouding of consciousness, Bewusstseinstrübung
意識が曇って外界のことも自己のこともはっきり知られないこと．意識を舞台にたとえると，舞台に霞がかかって居り，あるいは狭くなっている．狭くなっているだけならばもうろう状態． 157

意識混濁状態 confusional state, Verwirrtheit
錯乱状態，意識が混濁していると，言動がまとまらず，妙なこと，わけのわからぬことを言ったり行ったりする．

それを錯乱 confusion という．知っているかどうかという主観的な方面からいうと意識混濁．そのとき外界も自分のこともよく知られず，心に浮かぶ幻の世界を現実と思い，傍からみると今の外界にそぐわない，わけのわからないことを言ったり行ったりしているので客観的にみれば錯乱． 57, 157

意識清明 clear consciousness, klares Bewusstsein
意識がはっきりしていて，外のことも自分のこともよく知って居り，意識の舞台が澄んで十分広いこと． 158

意識喪失 unconsciousness, Bewusstseinsverlust
眠ったように，外界のことも自分のことも何も知られないこと．舞台がない． 57, 158

移他症 transitivism
精神病の人が自分が正常で（病識がなく），他人の方が精神的におかしいと思うこと．

意味関連 meaning connection, Sinnzusammenhang
ある経験から反応的にある精神状態になる場合に，そういう経験があればこういう精神状態になるのが尤もだ（了解できる）と思われるときに，意味関連があるとか，文脈 context があるという．ある経験からある精神状態になるのを心因反応という．精神病では関連が減り，失われる．すなわちなぜこういう精神状態になったのかよくわからない（了解不能，不可解）． 30

イム imu
アイヌの心因反応で，驚かせると緊張病に出るような症状が出る．原始民族の反応．

異　常 abnormal, abnorm
平均的な，ありふれたものから偏っていること．善いとか悪いという評価は入らない．聖人も犯罪者も異常な人柄の人である． 104

異常人格 abnormal personality, abnorme Persönlichkeit
人柄，反応の仕方の特異性がありふれたものから偏っているもの．そのために他人を困らせ，自分が困るならば精神病質人格という．**人格障害** personality disorder ともいう． 104

異　食 pica
妙なものを食べること，妊婦が酸いものや炭を好んでたべる如き．pica はかささぎ，何でも食べる．

隠蔽記憶 screen memory, Deckerinnerung
4～5才以前の幼時の記憶は意識的には思い出せないこと．

ウェルニッケ Wernicke, Carl (1848-1903)
感覚性失語の発見（1874），失語理論．精神機能の脳局在とその連合による機械論的精神症状論． 21

うつ病 depression, melancholia
内因性うつ病，躁うつ病のうつ期，憂うつな気分と活動減少（抑制，制止），心因性うつ状態は抑うつ性反応．自殺のおそれ． 72

エジプス・コンプレクス Oedipus complex
子供の性心理発達の過程で男児（3～4才）は母に愛情を抱き，父をライバルと見なすが，同時に恐れを起こし，罰せられる，去勢されると思って，こ

の傾向を抑圧すると，このコンプレクスとなる．女児の父への傾きはエレクトラ・コンプレクスという．このコンプレクスが将来の神経症の原因となることがある．

エスキロール Esquirol, Jean Etienne Dominique (1772—1840)
ピネルの弟子，サルペトリエール病院，1838年に教科書，単一狂，モノマニー論．　17

オブロモフ主義 Oblomovism
ゴンチャロフ(1812—91)の小説(1859)の主人公，ものぐさで意志薄弱，教養もあるのに一生無為安逸な虚無主義，現代の青年の心性に相通ずる．

外因性反応 exogenous reaction, exogene Reaktion
脳に急性に侵襲が加わって起こる急性精神病，その中心となる症状は意識障害（混濁，喪失，せん妄，もうろう状態）．醒めてから健忘，軽ければ神経衰弱状態，気分の変化，幻覚，妄想など，これらは可逆性で全治しうる．通過症状群 transitory syndrome, Durchgangssyndorom.　55

解体型 disorganized type　79
統合不全，組織編制不全，統合失調症の破瓜型のことをこう呼ぶことがある．

外傷性神経症 traumatic neurosis, traumatische Neurose
頭の外傷のとき，外因性反応が治ってから，重い故障が残るのではないかとの心配や，加害者が十分賠償してくれなかったという不満や，よけいに賠償をとってやろうとの下心があると，心因性に神経衰弱状態が起こる．神経症，ヒステリーなみのもの．　140，174

回転ドア精神医学 Drehtür‐Psychiatrie, cyclic psychiatry
統合失調症患者が入院して一応なおり退院して再発し，また入院するというようにぐるぐる廻っていること．　92

覚醒昏睡 coma vigile
目開き昏睡，強い意識障害があって体は動かないのに目は開いている，ごく少しの反応がある．失外套症状群 apallic syndrome, apallisches Syndrom, 無動性無言 akinetic mutism に似ている．大脳の広い侵襲，脳幹傷害に見られる．

覚醒剤 analepticum (take back)
精神を興奮させて目を醒めさす薬で，カフェイン，アンフェタミンなどであるが，今は主としてアンフェタミンをいい，これの中毒は依存症をひきおこし，中毒症状に統合失調症に似たものが起こるし，犯罪とからむので危険なので禁止されている．簡単に合成されるので闇ルートがある．シャブという隠語，もともと漢方の麻黄に含まれるエフェドリン（喘息の薬）に似ている．　63

カスパー・ハウザー　コンプレクス Kaspar Hauser complex
生まれてすぐ世界から隔絶されて孤独に生きる人間や動物がいかなる言動，学習，人格形成を示すかという問題で，このようなときは言語，感情，接触の発達が悪い．カスパー・ハウザーは1828年に15～16才の少年として監禁場所からニュルンベルクの町に出てきたのを発見され，5年後にまた消失してしまった．お家騒動の犠牲の少年らしい．

活動増減状態 hyperkinetic‐hypokinetic state

全般に身体活動や思考活動がひどく増す興奮と，減ってなくなる制止，抑制，昏迷．伴う感情により躁性興奮（朗らかな増動），緊張性興奮（統合失調症の硬い，無意味な増動），不安な興奮（そわそわして，じっとしていられないで騒ぐ），憤怒の興奮（立腹してどなりあばれる），うつ性昏迷（うつ病），緊張性昏迷（硬く奇妙な無動），衝動行為，鈍感な無為（欠陥状態）．　141

学校恐怖症　school phobia, Schulangst
登校拒否（不登校）school refusa, 登校がいやで学校へ行くことを拒む，心因性反応，神経症，統合失調症　128

葛藤反応　conflict reaction, Konfliktreaktion
二つの相反した欲求が相争う．こうしたいがしてはいけないとの煩悶，神経症の原因となる．　111, 116

かのような了解　as‐if‐understanding, Als‐ob‐Verstehen
心因性反応において，動機が架空的に想定されたものであって，この架空の動機から今の反応が了解されるように起こると解する場合，真の了解と区別してこういう．精神分析におけるエジプス‐コンプレックスの如きもの，一つの解釈法である．　112

カプグラ症状群　Capgras syndrome
自分のよく知っている人を，これは偽物で，本物は別に居て，ただ本物そっくりに変装しているだけなのだとする錯覚ないし妄想．いろいろの人に会って，これは一人の本物がいろいろに化けて（変装）いるのだと解するのはフレゴリ Fregoli の症状群．

仮面うつ病　masked depression
軽いうつ病が神経症や自律神経失調症のように見えること．　73

軽いうつ病　subdepression
神経症のようにみえるうつ病の軽い状態．　73

ガリバー幻覚　Gulliver hallucination
人が巨人に見える．小人に見えるのは liliputian hallucination 小人国幻覚という．

カールバウム　Kahlbaum, Karl（1828—1899）
クレペリンより先に単位疾患を定めようとし緊張病 (1863)，弟子のヘッカーHecker, Ewald と共に破瓜病 (1871) を設定した．　25

感情失禁　affective incontinence, Affektinkontinenz　53
脳の器質性破壊のある場合に，僅の動機で激しい感情表現が起こり，またじきに消褪すること．中風の患者が20年も前に死んだ妻の話しになると泣き出し，すぐけろりとする如きである．

感情転移　affect transference, Affektübertragung
精神分析の過程で被分析者が幼時に父母に対して持った感情を分析者に向けること．　118

感情病　affective psychosis, affektive Psychose, **気分障害** mood disorder
躁うつ病のこと．　71

ガンゼル症状群　Ganser syndrome
心因性認知症（偽認知症），幼稚症 puerilism，的はずし応答（当意即答）talking past the point, 2＋3＝6, 馬の脚は——5本），無意識に精神病と見られようとの意図による (1898)．　178

カント　Kant, Immanuel（1724—1804）　14
哲学者．晩年の「人間学」（1798）にすぐれた精神医学が論じられている．

顔貌失認　prosopagnosia
顔ということは分るが，ある特定の人の顔ということが分らない．再認 recognition ができない失認．表情が分らない失認もこういわれる．

記　憶　memory, mneme, Gedächtnis
経験したことを貯えておいて，またそれを引出すこと．覚え込むのは記銘 register, Merken，思い出すのは追想 remember, Erinnern，もっと生物学的にいうと刻印 engramm，喚起 ecphorize という．　　161

記憶減退状態　amnestic state
覚えこめない記銘弱 retention defect, amnesia of fixation と，思い出せない健忘 amnesia とがある．老人になると近い過去の記憶 recent memory がなくなる．コルサコフ症状群，健忘症状群は記銘弱，見当識喪失，作話の三つがある．逆行健忘．記憶減退感は神経衰弱状態にある．　　161

記銘弱　retention defect, Merkschwäche
覚えこめないこと，すぐ忘れること．コルサコフ症状群の主症状．　50

記銘力　registration, Merkfähigkeit
新しい経験を覚え込む能力．　50

機械論，機構　mechanism
精神活動を機械仕掛になぞらえて考える．個々の単位の精神活動がいくつか結びついて働く，心理学における連合，連想，脳の各部に単位的な機能が宿っていて，それが結びつく（失語理論）など．人の心身には定った働き方があって，精神状態によってそれが動き出す．例えば恐しいと体がふるえる．驚くと気を失う．ヒステリーで煩悶のときに痙攣を起すなどもある．心が苦しむと心の苦しみを軽減する機構があって，それが働くと苦しみが軽くなると考える．自分が悪いことをしたと思ってひそかに苦しむときに，他の人からお前は悪者だといわれて，自分は悪くはないのに別件で罪を着せられる（迫害される）と思えば，自分のもとの悪さは消える．これは人間に心を防禦する投射の機構があって，自分の心の中の出来事を人のせいにして心の苦しみを救うのであると説明される．
37，120

既視，デジャ・ヴュ　déjà vu
今ある自分の周囲の様子が以前全く同じような様子として経験されたことがあるが，こんな経験は本当はなかったのだということを承知していながら，今見える外界の事件は前にたしかにこの通りに存在したという感じがする．疲労時，統合失調症，神経症，てんかんなどにある．既知の状況がまだ見たこともない初めてのものだと感じるのは未視 jamais vu という．既，未知感．　65

器質性精神病　organic psychosis, organische Psychose
脳ないし身体の病気によって起こる精神病，急性に脳が侵されれば意識障害，慢性に脳が広く破壊されれば認知症と性格変化（抑えがきかなくなる，激しい感情が動き易い，意志が弱くなる，のんきになる，鈍くなる），その他あらゆる症状が一過性に現れうる．認知

症は不可逆的．他のものは可逆的．脳の一部の破壊では巣症状と性格変化．外因性反応．　49

偽痴呆（偽認知症） pseudo-dementia, Pseudodemenz
ガンゼル症状群のときの心因性認知症，幼稚症と共に現れ，わかっていることをわざとまちがえる如く見える認知症（2×3＝5）．　178

逆行健忘 retrograde amnesia, retrograde Amnesie
脳に急性の侵襲が加わって意識を喪失し，あとで醒めたときに意識障害中の周囲の様子や自己の行動を思い出せない（健忘）のみならず，脳受傷以前に記銘されて覚えた筈のことまで，さかのぼって思い出せないこと．逆向ともいう．　162

逆説睡眠 paradoxical sleep
睡眠中には徐い，高い脳波が現れるが，一晩に数回20～30分間，速い低い，覚醒時の脳波に似たものが現われ，このとき眼球が速かに左右に動き rapid eye movement, REM, 同時に夢を見る．この形の睡眠は新生児，皮質を除去した動物にもみられ，個体発生的に古い型の眠りである．　116

急性統合失調症 acute schizophrenia
せん妄のような状態の急性に起こる統合失調症．　59

境界例 borderline case
統合失調症と神経症との中間のどちらともつかないもの．

狂気 madness, insanity, Wahndinn
奇妙なことを言ったり行ったりするもので，せん妄，支離滅裂，幻覚，妄想，激しい興奮などのある精神病をいう．医学では狂という文字は避けて用いられない．術語でもない．　2

狂騒院 lunatic asylum, mad house (luna＝moon)
昔の狂人の収容施設，ドイツ語では Tollhaus, Narrenhaus, フランス語では maison de fous, asile d'aliénés といった．　15

強迫 obsession, compulsion, Zwang
その考えや欲求は不合理と知りつつも，その考えや欲求が抑えても抑えても頭をもたげてきて悩むこと．強迫観念，強迫行為，強迫不安（恐怖）．　130

強迫観念 obsessive idea, Zwangsidee
俗にキョーハク観念というのは脅迫観念で，迫害妄想のこと．　130

強迫行為 compulsive act, Zwangshandlung
強迫という文字は英語では観念と行為では別の字を用いる．　130

恐怖 phobia, Phobie
特定な物に対する無意味な恐れに悩み，その物を避ける．強迫不安．物の種類により200あまりの言葉がある．広場恐怖 agoraphobia, 赤面恐怖 erythro (ereutho)-phobia, 不潔恐怖 mysophobia, 対人恐怖 synenophobia（社交恐怖 sociophobia, 人間恐怖 anthropophobia), 疾病恐怖 pathophobia などギリシア語を用いることになっている．対象のない不安と対象の定まった恐怖とに恐れを分つ用語もある．ひどい驚きは驚愕 fright, 更にひどいと恐慌 panic という．　130

去脳硬直 decerebration rigidity,

Enthirnungsstarre
大脳が広範囲にこわれると全身の筋の硬直を起こし，原始的反射が現われ，口に触れると口を開き，吸い，咬む，手のひらに触れると堅く握る．足の裏に触れると第一指が背屈し，他の4つの指が開く．意識は全くなくなるのではなく，低い段階のものになり，外界の簡単な刺激にのみ反応，睡眠と覚醒のちがいはある．失外套症状群 apallic syndrome，無動無言 akinetic mutism，覚醒昏睡 coma vigile，閉じ込め症状群 locked-in syndrome などがこれと似たもので，更に進むと脳死 brain death となる．

虚無主義 nihilism
治療的虚無主義，精神病は治らない，治す術はないと絶望すること． 30

緊張型統合失調症 catatonic schizophrenia, Katatonie
緊張病catatonia，奇妙で硬い活動増減（著しいと興奮と昏迷）を示す統合失調症． 76

禁断，離脱 abstinence, withdrawal
嗜癖的，依存的に用いていた酒なり麻薬なりをやめること．このとき不快，欲求を強く起こし，精神的身体的にひどい苦痛が起こり，どうしてもまた用いてしまう．依存．禁断の症状は主として自律神経系に支配される諸器官の機能障害と苦痛である． 63

空想虚言 pseudologia phantastica
空想した根も葉もない作り話を本当のことのように話して得意になり，相手に感心されて満足する．自己顕示欲，ヒステリー性，こういう精神病質の型を立てる．ぺてん師 swindler も．

グリージンガー Griesinger, Wilhelm (1817—1868)
ドイツ最初の自然科学的精神医学教科書 (1845)，「脳は精神病のときに病む器官である．」 20

クレイネ-レヴィン症状群 Kleine-Levin syndrome
周期性にひどく眠くなり，同時に食欲がひどく増し，多食 bulimia．ピックウィック症状群 Pickwickian syndrome は肥満者の睡眠発作（ディケンズのピックウィック・ペーパーズに出てくるデブの名）．

クレッチマー Kretschmer, Ernst (1888—1964) 102
体格と性格（細長型—分裂質，肥満型—躁うつ（循環）質，闘士型—てんかん質 (1921)，敏感関係妄想 (1918)．

クレペリン Kraepelin, Emil (1856—1926)
内因性精神病の疾患単位として早発性痴呆と躁うつ病を設定した (1896～1899)．現代精神医学の建設者．フロイトと同年生れ． 26

けいれん convulsion, Krampf
筋の不随意の継続的の硬い収縮，全身の屈伸筋に同時に起れば強直性けいれんtonic convulsion，屈伸筋交互に断続的に起れば間代性けいれんclonic convulsionという．てんかん． 64

けいれん療法 convulsive therapy
頭部通電で人工てんかんを起して内因性精神病を治療する．ことにうつ病に有効，統合失調症にも効果のあることがある． 91

欠陥 defect, Defekt
精神病が古くなって，知能や人格の変

化（人間の価値の低下）を来たすこと．軽い欠陥を残すが精神病の著しい症状が消失すれば欠陥治癒 defective healing という． 70, 165

欠陥統合失調症 schizophrenic defect, Defektschizophrenie
欠陥状態に陥った統合失調症，知能や性格の低下が著しいと分裂性痴呆（統合失調性認知症）というが，この痴呆は器質性認知症とはちがい情意鈍麻が主で，知能は案外残っているがこれを使おうとせず，また使っても見当ちがいで，現実離れしていることが多い． 80, 86

欠　神 absence（アプサンス）
てんかんの小発作の一つで，数秒間，意識がなくなるもの，倒れたり，けいれんを起したりすることはない．

ゲルストマン症状群 Gerstmann syndrome（1924）
頭頂葉下部の巣症状で，失読，失書，失算，空間と自己の身体についての見当識喪失（身体図式の障害，左右障害，指失認，自己身体部位失認），左半球．

幻覚症 hallucinosis
幻覚が盛で他の症状は少いもの，同時に幻覚であるとの自覚を有することがよくある． 58

幻覚妄想状態 hallucinatory-paranoid state
幻覚と妄想の両方が共存するもの，幻覚とは実在しないものが知覚（感覚器官を通じて外界の対象の存在を知る）されることで，幻聴，幻視，幻嗅，幻味，体感幻覚などがあり，統合失調症では幻聴と体感幻覚が多い．妄想は個人的に発生した誤った考えを正しいと信じていること．この両者が一緒に存在することが多い． 151

経験反応 experience reaction, Erlebnisreaktion
ある事件に遭遇して，それに応じた精神的な状態，主として情意的状態が現れることで，これは了解し得，外因性反応の如く脳を引合いに出すことはできない．体験反応，心因性反応． 116

幻　聴 auditive hallucination, Gehörshalluzination
聞える幻覚，声が聞える．自分の噂，悪口の声が多い．命令の声，いいあいの声，自分の考えや行為に口を入れる声，自分の考えることが声になって聞えるなどは統合失調症独特である． 75

見当識 orientation, Orientierung
今，自分の居る場所，時間，周囲の人を正しく知っていること．記銘力障害，意識障害のときに見当識喪失，失見当識 disorientation, Desorientiertheit が起こる． 50, 59

健　忘 amnesia, Amnesie
思い出せないこと．逆行健忘もある．健忘症状群はコルサコフ症状群，記銘力の障害による． 59

拘　束 restraint, Zwang
患者の迷惑な行動を抑制するために運動の自由を機械的に束縛すること．無拘束運動 non-restraint movement はコノリーによる（1839）． 19

好訴者 querulous, Querulant
他から僅の権利侵害を受けたとき，あるいは権利侵害はないのにあると妄想して，しつこく訴えるもの．感情がたかぶって夢中になって闘争する頑固な人間（異常性格），あるいはまちがって

思いこんで改めることのない妄想的なもの（偏執病 paranoia）で，躁的（活動的）に見える所もある． **109**

交代意識 alternating consciousness, alternierendes Bewusstsein
全く違った人間が一人の人間の代りに現れてまた元に戻り，片方の人間はもう片方の人間のことを知らないことが多い．もうろう状態はこれである．ヒステリーのときにも見られる．ジーキル博士とハイド氏の場合には相互のことを知っている．稀にこういうことがある．二重人格 double personality ともいう．

行　動 behavior, Verhalten
運動は単なる動き，行動となると意味のある運動．腕が動かせるかどうか調べるのは運動，コップを取って水を呑むのは行動．

興　奮 excitement, Erregung
激しい活動増加，感情状態と形により躁性興奮，緊張性興奮など． **141**

誇大妄想 delusion of grandeur, Grössenwahn
自分に大きな財産，能力，地位などがあるという妄想． **39**

コタール症状群 Cotard syndrome
否定妄想 delusion of negation, 微少妄想，劣等妄想（自分はつまらない人間，大悪人だというような妄想），不死妄想（永久に生きて苦しまねばならず，死ぬこともできない），虚無妄想 nihilistic delusion（自分は生きていない，存在しない，心もない，世界もない）．更年期うつ病によくある． **74**

コノリー Conolly, John (1794–1866)
無拘束運動 (1839)． **19**

コプロラリア coprolalia
汚言，きたない言葉を吐くこと．チック tic という神経症性，錐体外路性増動で顔や手をぴくっと動かす運動が頻発．表情，発声の運動もある．子供に多く治り易い．このときわいせつな言葉，きたない言葉を吐くことがある．ジル・ド・ラ・トゥレット症状群 Gilles de la Toulette syndrome ともいう．

コルサコフ症状群 Korsakoff syndrome
健忘症状群 amnestic syndrome, 記銘力喪失，見当識喪失，作話．慢性アルコール中毒（アルコール依存症）ならコルサコフ病 Korsakoff's psychosis．
50, 59, 159, 162

コンプレクス complex, Komplex
心の底の隠れた不満や恐れのしこり，下心，神経症の原因となる． **111**

昏　迷 stupor, Stupor
意識はあるが，自発運動も要求に応ずる運動もないもの．うつ病，緊張病．少しは運動があるなら昏迷的 stuporous． **146**

催　眠 hypnosis, Hypnose
単調な刺激と暗示による睡眠様の心因性もうろう状態で，意識が狭くなり施術者の命令のみ受入れられ，コンプレクスから出る言動がある． **181**

作業せん妄 occupational delirium, Beschäftigungsdelir
せん妄のときに，常習的に行っているような行動を無意味に行うこと．振戦せん妄や老人のせん妄に見られる．

作業療法 work therapy, occupational therapy, Arbeitstherapie
欠陥を防ぐため仕事をさせる，コンプ

レクスの発散解消にもなる．無為になり易いのを防ぐ，精神的活動力を保持するためにもなる． 182

錯乱 confusion, Verwirrtheit
意識混濁で言動にまとまりがない状態．このとき言葉にまとまりないのを散乱 incoherent という． 58

作話 fabrication (confabulation), Konfabulation
記銘力障害のとき(コルサコフ)，思い出せないことを，その場限りの作り話でうずめる．嘘や妄想より浅薄で，そのときだけのまにあわせで，長く保持されない． 59, 162

させられ made, gemacht, influenced
考えること，行うことが自分でない他の力の影響で行わせられると感じられる統合失調症特有の感じ，させられ思考，させられ行為． 88

詐病 simulation, malingering
意識的に病気のふりをして人をだますこと．軽い病気をわざと重く見せるのは重態化 aggravation である．神経症，ヒステリーでは病気の願望があると心身がひとりでに症状を起こしてくる．病気の願望はなくても，困った事態で悩んでいるとひとりでに病気の症状が出て，それによってその事態を脱出できることがある．このようなものは詐病といわない．

サロンのばか salon imbecile, Salonblödsinn
サロンではうまいことをいって才能がありそうに見えて，実生活では失敗するもの．自分の能力にあまる高いものを目ざして失敗するのは釣り合いばか proportional imbecile, Verhältnisschwachsinn という．利巧ぶりばか．

自我障害 Ich-störung
自分の精神活動は自分だけのもので，他人に左右されないと感じられるのが普通であるが，統合失調症では自分の精神活動が他人に通じ，自分の精神活動を他人から左右されると感じる．思考化声，自分の考えといいあいをする声の幻聴，身体に影響を与えられる感じ，考えが抜きとられる感じ，考えが他の人に伝わって分ってしまう感じ，させられ感など．シュナイダーの一級症状は更に妄想知覚 88

思考化声 audition of thought, Gedankenlautwerden 154
自分の考えることが聞える，読むことが聞えるなど，統合失調症特有の感じ．

思考察知 mind reading, Gedankenverstandenwerden
自分の考えることが他人に知られる，統合失調症特有の感じ，自分の考えに対してそれに応ずる幻聴があるために，考えが人に知られると推理することもある． 154

思考吹入 insertion of thoughts, Gedankeneingebung
自分の考えでない，他人の考えが自分の心に入れられるという，統合失調症特有の感じ． 154

思考奪取 thought withdrawal, Gedankenentzug
自分の考えが他の力で引抜かれてしまうという，統合失調症特有の感じ． 154

思考伝播 broadcasting of thoughts, Gedankenausbreitung
自分の考えが他人に伝わってしまうという，統合失調症特有の感じ． 154

思考抑制（制止） inhibition of thought, Denkhemmung
考えの進行にブレーキがかかって，なかなか進まない．うつ状態の話し方．統合失調症では少し進んではつかえて止ってしまい，また進んでは止ってしまい，また進んでは止まってしまうことがある．途絶 blocking, Sperrung. 145

思考奔逸 flight of idea, Ideenflucht
考えの進行が速かで，目標はそれからそれへと逸れてゆく．躁状態の話し方． 141

自己視 heautoscopy, Heautoskopie
自分の姿が外界に見える幻視，he は自身，auto は自己．

自己臭妄想 self smell hallucination, osphresiophobia
自分の体から悪臭が出るという幻覚や妄想で，自分でも臭いをいつも気にして嗅ぎ，他人が臭そうに顔をしかめ，鼻をくんくんさせると思う．それを恐れるのは悪臭恐怖．青年期の神経症，統合失調症．

実感喪失 derealization
自己の精神活動が自分のものだ，自分が行うのだという感じが個人化 personalization で，自分から離れている，自動的に行われると感じ，自分が実際やっているとか，存在するとか，生き生きしているとかいう感じがなくなるのは，離人 depersonalization という．外界についてもこのようなことがあれば，全部まとめて実感喪失という．神経症，うつ病，統合失調症． 139

疾患単位 disease entity, Krankheitseinheit
進行麻痺とか老年痴呆（認知症）とかいう精神病の一つ一つ．定まった原因，定まった身体的変化，定まった精神身体症状，定まった経過を示す．統合失調症や躁うつ病もこのようなものでありたいと期待されたが，今のところ定まった精神症状，定まった経過というだけである．精神症状だけからは疾患単位は定められない． 44

疾病利得 gain from illness, Krankheitsgewinn
患者が病気であるということから利益，保護，同情を得ることがあり，病気でないのに病気になって利益を得ようとする意識的な詐病や，無意識的な神経症（賠償神経症，ヒステリー）などがある．

疾病隠蔽 dissimulation
病気または症状を否定し，隠し，健康者とみせかけること．詐病の反対．うつ病の軽くなったときにこういうことがある（自殺の危険）．統合失調症にもあるが，病識のないのに隠すのは，人から病気と思われることから逃れるためである．

失　語 aphasia, Aphasie
認知症はなく，耳は聞こえ，発音はできても，言葉を聞いて理解せず，言葉をいえない．英語を知らない人がホースという言葉を聞いて馬と分らず，馬を見てホースといえないようなことが，知っている自国語について起る．馬という観念があっても言葉でいえない．うまという発音はできるので，まねはできる．まねができない失語もある．聞いて分らないのは感覚性失語，言えないのは運動性失語という．感情がこもるといえない言葉がいえることがあり，馬がこちらへ走って来ると，馬だ，

あぶない，といえる．側頭葉上中部，前頭葉後下部の破壊． 21

失行 apraxia, Apraxie
日常やりなれた簡単な動作がうまくできない．髪をくしけずる，コップに水をついで飲むなど，髪，櫛，コップ，水というものはどうすべきかよく知っていて，腕の運動の障害もなく，痴呆もないのに，できない．コップを頭の上に持っていったりする．頭頂葉下部の破壊．

失認 agnosia, Agnosie
見るものが何であるか，平生見なれたものについて分らなくなる．触れれば分るし，目はよく見える．触れて分らず，見ては分る失認もある．後頭葉中部の破壊．

失外套症状群 apallic syndrome, apallisches Syndrom
外套 pallium というのは大脳の外表面のことである．大脳の表面が広く破壊されたり，脳幹との連絡が断たれたりしたときの症状．高等な精神機能（認識行為，言語，記憶）がなくなり，脳幹の機能のみが残り，意識は睡眠覚醒のリズムの存在のみ，去脳硬直，原始反射（さわると吸い，咬みつき，握る）が現れる．

自閉 autism, Autismus
現実の世界から離れて，自己の中に閉じこもり，現実と生きたふれあいができなくなる．統合失調症の根本症状． 81

嗜癖 addiction, Sucht
依存 dependence, Abhängigheit ともいわれ，快感を起こすような嗜好品や薬を摂ることを続けると癖になってやめられなくなり，やめるとひどい苦しみ，自律神経系諸器官の故障を起こし，摂取すれば直ちに快くなる．酒，麻薬，覚醒剤，睡眠薬． 62

ジーモン Simon, Hermann（1867—1947）
作業療法の推進者． 90

ジャクソン Jackson, Hughlings（1835—1911） 36
ジャクソン説は，精神病では高い段階の機神機能が失われて，それまで隠れていた低い段階の機能が現れること．高い段階の機能というのは現実の環境にうまく適応して生活すること，低い段階は幻覚や妄想などの現実把握のできない心の中だけの働き，更に下ればとりとめなくまとまりなくなり，更に何もわからなくなる（意識がなくなる，愚になる）．神経学でも，有効な活動ができなくなり原始反射が出てくる．ジャクソンてんかんは大脳皮質の限局性の場所の衝撃放射から起ってくる発作．

ジャネ Janet, Pierre（1859—1947）
軽い精神病（神経症，ヒステリー，軽い統合失調症）では，心的緊張が失われて，統合された随意的なものから自動的な病的といわれるものとなる（精神衰弱 psychasthenia）． 137

シャルコー Charcot, Jean Martin（1825—1893）
催眠とヒステリーの研究，フロイト，ジャネの師． 31

周期性精神病 periodical psychosis, periodische Psychose
時々ひとりでに起こり，ひとりでに治る精神病．躁うつ病がこれに当たるが，統合失調症や意識障害（てんかん性）を症状とする周期性精神病もある（非

定型精神病). 25

シューブ, 増悪 Schub
統合失調症がおさまってきて又急に悪化し, またおさまってきてすっかり治りきらないのに又急に悪化するというように, 段階的に悪化すること. 70

循環病 cyclothymic psychosis, Zyklothymie
躁うつ病のこと. 70

循環病質 cycloid psychopathy
躁うつ病に似た性格の精神病質. 102

衝動行為 impulsive act, impulsive Handlung
軽微な動機から, 知性や意志のコントロールなしに突発的に, 予測しがたい激しい行為に移ること. 145

症状性精神病 symptomatic psychosis, symptomatische Psychose
体の病気の症状としての精神病, 外因性反応, 器質性精神障害organic mental disorder 多くの場合意識障害が基本.

器質性障害 organic disorder. 54

象徴的 symbolic
意味を間接にほのめかすしるしとして, 夢, 神経症や統合失調症の症状は, 心の底の悩みの象徴である. 失語では考えを言葉という象徴にとしてあらわせない（失象徴asymbolia）. 象徴とは具体的な物で抽象的なもの, 概念や感情を表示することで, 例えば鳩で平和を表示する如きである.

小発作 petit mal プティマル
てんかんの意識喪失と全身のけいれんの発作は大発作grand malグランマルで, 意識喪失が少く, ちょっとした運動や行動のある発作は小発作である. 65

浄化療法 catharsis
発散されずにしこりとなっている心の底の感情を, 発散させてさっぱりさせること. 神経症, ヒステリーの治療. 発散解消 abreaction という. 117

ショック shock 186
突然の大きな, 心身への打撃で, 心身機能の平衡が破れ, 失神, 植物神経混乱, 感情や行動のとりみだしを起こす.

初老期 praesenium
盛年から老年への移り目. 45～55歳ごろ. このとき植物神経失調, うつ病, 統合失調症, 初老期認知症（アルツハイマー病, ピック病）を起しやすい. 50

状況 situation
ある人とその環境をひっくるめた全体の様子. 174

自律神経失調 vegetative lability
自律神経に支配される諸器官の機能障害で, これが特発的に起こると考えられるもの. 心因性に起こるとすれば神経症である. 113

自律訓練 autogenic training, autogenes Training
自己暗示的に訓練して心身の静かな, 緊張の弛緩した状態とし, 全身の植物神経機能の調子をよくし, 心の緊張を解く. 禅の修業に似ている. 182

支離滅裂 incoherent, zerfahren
思考の進行のときに, 思考の各節の連絡がなく, 全体としてまとまらないこと. 統合失調症なら支離滅裂, 意識障害なら散乱incoherentとするが, 英語ではこの区別がなく, ドイツ語では区別する. 78, 149

ジル・ド・ラ・トウレット症状群 Gilles de la Toulette syndrome
チックで汚言のあるもので, 強迫行為

を伴う．

心因性反応 psychogenic reaction, psychogene Reaktion
精神的原因，動機から起こる諸精神障害．了解性がある．心の深い底の，意識されにくい隠れた動機を心因とすれば，神経症，かの如き了解となる． 107

ジル・ド・ラ・トゥレット

心　気 hypochondria, Hypochondrie
体のちょっとした不調を重大な病気があると思ってひどく心配する．故障に注意を向けるとますます不調が増し，心配も強まるというように悪循環をする．このような性格の人を神経質 nervosity, Nervosität という．このような不調は誰にでもよくあるような些細なもので，放置すればまもなくよくなる． 136

神経症 neurosis, Neurose
心因性反応で，神経衰弱状態を主として示し，心の底のしこりから現れてくるとされる．心因性反応のうち，しけた症状のものは神経症，はでな症状のものはヒステリーといわれる．元来は脳ないし身体に病変のみつからない精神神経障害． 111

神経衰弱状態 neurasthenic state
心身の故障感をひどく心配して訴える軽い精神障害．心気もこれに入る．心因性反応，神経症の主症状でもあり，あらゆる精神病，身体病の軽いもの，初期のものにも見られる． 138

進行性麻痺 general paralysis of the insane, progressive Paralyse
脳の第4期梅毒による慢性脳膜脳炎，認知症と諸神経の麻痺，伴う諸症状により誇大型，抑うつ型，激越型（興奮の激しいもの），痴鈍型などと分つ．精神病（外因性），単位疾患の典型例，全身麻痺性精神病．野口英世が梅毒性の確証を与えた． 39

振戦せん妄 delirium tremens
アルコール依存症者の飲酒時や，重い身体疾患時のふるえとせん妄． 62

深層心理学 depth psychology, Tiefenpsychologie
心の深い所に隠れた，無意識の心の働きから，神経症やヒステリーの発生を説明する心理学，精神分析もその一つ．

身体図式 body image, Körperschema
認識-行動空間における自己の身体像の意識，自己身体の空間像の心像，これが侵されると自己の身体における見当識を失う．ゲルストマン症状群，頭頂葉下後部の病巣の巣症状，左半球．

身体論者 Somatiker
精神病は脳ないし身体の病気によるとする説，精神論者 Psychiker に対する． 17

生活史 career, life history, Biographie
個人の過去の歴史，経歴．これが精神

障害の内容に影響しているし, 心因性反応や神経症の発生の原因となる. 内因性精神病の誘因 (因縁の縁) となりうることは確かであるが, 内因性精神病の発生の原因ともなりうるという説がある. アドルフ・マイヤー. 即ち縁でなく因となるわけである.　35

精神医学　psychiatry, Psychiatrie
もとは精神病学といった. psuche は心, iatria は治療学なので, 精神医学という. (1845年から)　1

精神衰弱　psychasthenia
精神力が低下して現実の要求に応じられず, 不安, 強迫, 離人を起こす. ジャネ.　137

精神遅滞　oligophrenia, mental retardation, feeble-mindedness, Schwachsinn
生まれつき知能が伸びないこと.　49

精神病　psychosis, mental disease, Geisteskrankheit
医学が取扱うべき精神的異常.　1

精神病質　psychopathy, Psychopathie　103
性格異常のため自ら悩み, 他人を悩ますもの, 正常からかけ離れているのが異常, 正常とは平均的な, 平凡な, ありふれたもの. 精神病には入らない.
人格障害 personality disorder.

精神分析　psychoanalysis　33
精神異常, ことに神経症, ヒステリーは, 心の底に隠れた無意識の欲求, 葛藤のしこりから発生すると解釈する説. このしこりを探し出して治療を行う.

静坐不能　acathisia
じっと坐っていられない, 落着きない状態で, しじゅう立ったり歩き廻ったりする. うつ病のときには不安のために落着きないことがある. 抗精神病薬中毒の錐体外路性障害. この外運動障害 dyskinesia で顔, 口, 頸部の不随意運動反覆, パーキンソン症 (粗大なけいれんと筋緊張), 悪性症状群 syndrome malin サンドローム・マラン (重い意識混濁, 高熱, 自律神経失調, 肺うっ血, 水腫, 致死) などの副作用がある.　187

精神論者　Psychiker　17
精神障害は精神的原因によるという説.

精神療法　psychotherapy
神経症, ヒステリー, 性格異常, 時には統合失調症も, 精神的影響や指導によって治療する方法.　181

接触　contact, Kontakt
医師, 指導者と患者, 相談者 client との心と心のふれあい. 分裂病患者, 拒否者とは心と心のふれあいがとりにくい.　88

世界没落感　world destruction fantasy, Weltuntergangsgefühl
統合失調症の始まりのときに, 特別の精神病的世界に突然陥ったので感ずるエスカトロジー eschatology (eschatos は最後の), 終末論.　157

説明　explanation, Erklärung
精神症状の成り立ちを脳の機能や心の機械仕掛から解釈すること. 了解に対する.　29

せん妄　delirium
意識混濁があって, 誤解された現実と夢の世界の混在の中で, とりとめのない言動をすること. フランスのデリール délire にはなお妄想ないし精神病一般の意味がある.　57

増　悪　outbreak, Schub
精神病が十分治らないで，更に急に一層悪くなること．周期性のときには全くよくなって，又現れる．統合失調症に増悪性の経過をとるものが多い．シューブ，段階的増悪．　　85

躁　病　mania, Manie
爽快と活動増加（興奮），思考奔逸，脱線行為，躁うつ病の躁病期．マニア，マニーという言葉は精神病一般のことも，興奮性精神病のことも，何事かを熱中して行うこと，凝り性（放火狂 pyromania, 窃盗狂 kleptomania, 色情狂 erotomania）の如く使われたこともある．必ずしも興奮でなく，lypemania 悲歎狂の如く，うつ病にも用いられた．　　73

躁うつ病　manic‑depressive psychosis, manisch‑depressives Irresein
感情性精神病 affective disorder, 周期性精神病，循環性精神病 cyclothymic psychosis. 躁病とうつ病の発病期を反覆する精神病．クレペリンの設定した内因性精神病の一つの疾患単位（1899），**気分障害** mood disorder ともいう．　　71

巣症状　focal symptom, Herdsymptom
大脳皮質の一定部が破壊したときに現れる症状，失語，失行，失認，ゲルストマン症候群など．　　21, 54

層理論　stratification theory, Schichtenlehre
精神機能は高級な上層と下級な下層に分れ，上層の方が分化したもの，下層の方が原始的なものであり，上層は抑制，調節を行い，下層は盲目な発動力である．精神病では上層の働きが衰えて，下層の働きが露呈する．ジャクソン説，精神分析（上位自我 superego, 自我 ego, エス id, 社会規制や道徳と欲望の間に挟まって，上下からの圧力に煩悶葛藤を起こす自我）．　　36

体感幻覚　cenesthesic hallucination
体の中の奇妙な感じの幻覚，統合失調症に多い．体感障害は幻覚より広くいい，セネストパチー cénesthopathie（仏）という．cénesthésie は体感，一般感覚．　　151

体　験　self experience, Erlebnis
精神活動の主観的な面，知覚体験，幻覚体験，自我体験など．精神活動の働きと内容のうち，働きの主観的な面を指すことが多いが，自分の経験を内容まで入れていうこともある．　　6

対人恐怖　sunenophobia
スネンというのは一緒になること，他人と一緒になること，syn は共，en は中，人間恐怖 anthropophobia というのは人間に対する恐れ，対人恐怖は人と面会し交ることの恐怖，赤面恐怖 erythrophobia, ereuthophobia は人と会って赤くなることへの恐怖．　　150

多食症　bulimia（牛の飢え），hyperphagia, polyphagia
食物摂取欲過多．逆は無食欲 anorexia．クリューヴァー‑ビューシー症状群，種々の精神病，神経症としてはコンプレクスとして，攻撃性，欲求不満の満足を口の欲でまにあわせるもの．　　125

ダブル‑バインド情況　double‑bind situation
統合失調性自閉に陥る心因として，他人

と接触できなくなることが，周囲の人から作られるという解釈で，子供に対して親が出す信号に＋と－，正と反の両方が，両価性として存続すると，子は親の心が分らなくなる．これの反覆で自閉に陥る．子供に対し母が my dear, come and kiss me といって，子供が来ると母はおしのける態度をとる．鯨やいるかをとって食うなといって牛豚肉を食べる．

単一狂 monomania
一点で狂っていて他の点で正気なもの．窃盗狂 kleptomania，放火狂 pyromania，徘徊狂 poriomania など．感情性と本能性（精神病質，道徳狂），知性（幻覚妄想性），理性 reasoning（偏執）の単一狂があった（エスキロール）．今からいうと何かの内因性精神病や神経症の症状である． 18

単一精神病 homogenous psychosis, Einheitspsychose
精神病は精神症状からみれば一種しかなく，どの精神病も幻覚や妄想の病的産物の現れる時期と，まとまりがなくなる時期と，痴呆の時期というように経過する．ノイマン（1860）． 21

知　能 intelligence, Intelligenz
新しい要求を解決する能力．

知能低下状態 deteriorated state
生まれつきのは精神遅滞，あとから起こるのは認知症，知的なもの自体の低下は器質性認知症であるが性格変化を伴う．情意が鈍くなって知的なものがあっても用いないのは分裂性痴呆． 163

通過症状群 transitory syndrome, Durchgangssyndrom
身体疾患による精神病の意識障害以外の一過性症状． 54

つまずき言葉 syllable stumbling, Silbenstolpern 45
進行麻痺のときの言葉の発音の障害，文字をぬかしたり，重ねたり，ちがえたりする．ルリモハリモテラセバヒカル──ルルリハルリモテラスヒカル．

適　応 adaptation, Anpassung
環境の要求に合うように自己をうまく変えること． 27

てんかん epilepsy, Epilepsie
発作的に（突然の短時間の発病）意識喪失と全身の強直，間代性けいれん（大発作）が起こる病気．短時間の意識中絶と異常行動ないし運動があるのは小発作，原因不明なら真正てんかん，外因性反応，脳病によるなら症状性てんかん． 64

てんかん病質 epileptoid
てんかん病者の性格に似た粘っこい，くどい性格異常の精神病質． 102

統合失調症 schizophrenia, Schizophrenie
内因性精神病の一つの単位疾患と仮定されたもので，知情意の各精神要素が連絡がなくなるのがその特徴とされる．前には早発性痴呆といった． 74

頭部外傷 brain trauma, Schädeltrauma
脳振盪（長く続く脳損傷をのこさないもの），脳挫傷．急性外因性反応．あとで脳の傷が残れば巣症状など．外傷性神経症が残ることもある． 54

閉じ込め症状群 locked-in syndrome
無言無動 mutistic akinetic で，眼球の縦の運動だけできて気持を伝えるので，

意識がまだある．失外套症状群，無動無言症，覚醒昏睡などに似た大脳，中脳のひどい破壊で起こる．

トリップ trip, Reise
麻薬でちょっと別世界旅行をすること．長く常用して社会から落ちこぼれるのは麻薬くずれ freak out といい，自ら進んで社会体制からはみ出すのは opt out という．

鈍感 stupidity, apathy
感情が鈍く，関心がないこと．鈍感無為 apathy-abulia で無意欲と共にあり，情意鈍麻ともいい，統合失調症に著しい．　90

内因性 endogenous, endogen
外部からの原因，きっかけなしに，内部の原因から起こった（遺伝的体質的にひとりでに起こったと解されようが，原因不明といってもよい）精神病，統合失調症と躁うつ病．真正てんかんをこれに加えることもある．　69

内因性痴呆 endogene Verblödung, endogenous deterioration　69
クレペリンは早発性痴呆をこう名づけた（1896）．Verblödung というのは精神が鈍くなって行く過程，鈍化，痴呆化であり，痴呆 Demenz というのは鈍化過程によってでき上った結果をいう．

ナルコレプシー narcolepsy, Narkolepsie
睡眠発作，この外情動性筋緊張喪失 cataplexy がある．また覚醒発作（夜目が醒めるが動けない），入眠幻覚（眠りに入る前に幻視）もある．間脳性の巣症状，覚醒剤が有効．間脳に睡眠，覚醒の中枢がある．

二重見当式 double orientation, doppelte Buchführung　79
統合失調症の患者が妄想の世界と現実世界にふたまたかけて居ること，王様だといいながら室の掃除をしている如き．

二重人格 double personality, doppelte Persönlichkeit
一人の人間が全く別の人間に変り（精神的に），多くは一方は他方を知らない（交代人格．もうろう状態）．相互に知っていれば，ジーキル博士とハイド氏型である．自分が見える幻視，自己視幻覚 heautoscopi hallucination は二重人格に入れない（自分が二人いる感じがするというのは二重身 double, Doppelgänger という）．自分の中に他人（獣も）が入っているという統合失調症の体感幻覚ないし妄想も二重人格に入れない．憑きもの．ヒステリー，てんかんに二重人格があり，詐病にもある．　65

人間学 anthropology
人間とはいかなる根本的存在かを考え，精神病ではこの根本的存在がいかに変ったために，かかる症状が現れてくるのかを説明する．統合失調症は自閉存在であるとして，いかにして自閉から幻覚，妄想が現れるかを解釈する．　34

認知症 dementia, Demenz
一度発達した知能があとで低下するもの．同時に性格の変化として，抑制欠如，元来の性格の極端化，浅薄な人間性，上機嫌，不機嫌，気分変動性，鈍感などが伴う．　49

根こぎうつ病 uprooting depression, Entwurzelungsdepression
今までよく知っていた状況から突然つき放されて起こるうつ病．戦争や民族的迫害や亡命のとき起こる．情況因性

situagenous という．　73

寝惚け　sleep-drunkenness. Schlaf-trunkenheit
睡眠中に起こるもうろう状態．　159

野口英世　(1876—1928)
進行麻痺脳中に梅毒病原体を発見 (1913)．　42

ハインロート　Heinroth, Johann Christian August (1773—1843)
ドイツの初期の精神医学者，ライプチヒ，精神論者．人は神性を得べく努むべきなのに神性を得られなかった罪で人間の自由性と理性の喪失．　19

破瓜病　hebephrenia, Hebephrenie
統合失調症の，若者っぽい，おろかしい行動のある，鈍感無為な，解体型．　78

迫害妄想　delusion of persecution, Verfolgungswahn
人から迫害を受けるという妄想，被害妄想．　154

ハスラム　Haslam, John (1764—1844)
ロンドンのベドラム病院長，薬剤師，1798年にはじめて進行麻痺の像の精神病を記載．　41

発病期　stage, Phase
躁うつ病の躁病期やうつ病期，中間期には全く健康である．　71

抜毛癖　trichotillomania
統合失調症，精神薄弱，神経症のときに頭髪を一本ずつしじゅう抜いていること．

パラノイア　paranoia
唯一つのことについて根強い妄想が長く続いて，他の精神面は健全であるが，行動は妄想の追及をすることが多い．単一狂の一つ．　110

パレイドリア　pareidolia
空の雲や壁のしみなどをぼんやり見ていると，人の顔や怪獣になったりするが，現実にはそれは雲，しみと知っている．ロールシャハ検査も図を見せてパレイドリア的に何に見えるかをしらべる．

ピクノレプシー　pyknolepsy
幼児が数秒間意識を失い，自動的運動があるという発作が頻発するもの．てんかん小発作の一つ．

反精神医学　antipsychiatry
反体制的な見方をする精神医が人道的な見方を極端にするあまり，統合失調症は病気ではなく，周囲の人が人間を疎外してはみ出させて，自閉的世界に追い込むために起こったもので，体制に合わぬものを精神病扱いにして放り出すのだという説．クーパーCooper，レイングLaingの説，ダブルーバインド説と相通ずる．レイングはラングとも発音．

ピックウィック症状群　Pickwickian syndrome
肥満者の睡眠発作．夜間睡眠も長くなる．肥りすぎて腹や胸内に脂肪がたまり，十分呼吸ができず，血液の酸素欠乏，赤血球増加，肺動脈血圧上昇，右心肥大をおこす．やせると治る．ディケンズのピックウィック・ペーパーズの登場人物から．

微少脳不全　minimal brain disorder
児童の脳にこまかいきずが多くあって，運動や知能の欠陥はないが性格変化が目立つもの，いたずらな落着きないものは児童増動症 child hyperactivity という．自閉症もおこりうるが，これは知的（認知 cognition）障害による．

ヒステリー　hysteria, Hysterie
心因で起こるはでな症状の精神障害，

しけた症状なら神経症．精神的原因から直接起こるのは心因性反応，心の底の隠れたしこりから起こるのはヒステリー．神経症．演技的で見せつけがましい．身体的症状も出る． 112

ヒステリーの仕組み hysterical mechanism
心の底のしこりにより，人間あるいは生物に具わっている仕組で，定まった症状となって現れる．意識を失う，けいれんを起す．二重人格になる，肢が麻痺するなど． 120

ピネル Pinel, Philippe (1745―1826)
革命時代精神病者の解放(1793)，近代的精神医学の基礎を作る． 17

病 識 insight, Einsicht
自分は精神病である，自分の行動はおかしいとの自覚．**現実検討** reality testing，精神病には欠ける． 40

病的酩酊 pathological drunkenness, pathologischer Rausch
異常な酔い方をする酩酊で，多くはもうろう状態における暴行が問題となり，あとで健忘． 62

敏感関係妄想 sensitive delusion of reference
敏感な人が心の弱点にさわられるような動機から迫害的な関係妄想を起す．クレッチマー(1918)． 155

ファルレー Falret, Jean‐Pierre (1794―1870)
ピネル，エスキロールの弟子，循環性精神病． 25

不 安 anxiety, Angst，**恐慌** panic
何が恐ろしいのか分らないが，心配で，胸苦しくて，じっとして居られない，苦悶の感じ．angustus は狭いこと，胸がしめつけられる．angina は狭心症，咽頭炎(のどが狭くなる)．恐れは何が恐ろしいのか，対象がある． 3, 144

不機嫌 dysphoria, ill-feeling, bad temper, Verstimmung
気分がむしゃくしゃして，癪にさわって，胸がおさまらない．てんかんに不機嫌発作がある． 144

不潔恐怖 mysophobia
本当はそう汚いのではないが，汚いと思えて，触れられず，どうしても触れると，あとで20回も30回も洗う．ハンドル，他人の手，吊皮など． 139

不思議の国のアリス症状群 Alice in wonderland syndrome
時空間の錯覚的変形，身体図式の障害(体がのびちじみし，ふくれしぼむ)，離人症状などがある幻想剤中毒時の体験，てんかん，譫妄にもある． 63

フロイト Freud, Sigmund (1856―1939)
精神分析の創始者(1893)． 33

ブロイアー Breuer, Joseph (1842―1925)
フロイトの先輩，1895年にフロイトと共に「ヒステリー研究」，浄化療法(1880)． 117

ブロイラー Bleuler, Eugen (1857―1939)
早発性痴呆を統合失調症と改名(1911)．自閉,両価性の概念を作る． 27

ブロカ Broca, Paul (1824―1880)
運動性失語を発見(1861)． 22

文 脈 context, Sinnzusammenhang
関連，文章の前後のつながり，精神生活の経過の意味あるつながり．了解性． 30

分裂性痴呆（統合失調性認知症）
schizophrenic dementia, schizophrene Demenz
情意鈍麻による認知症的状態． 80

分裂病（統合失調症）くささ praecox-feeling, Praecox-Gefühl
統合失調症の表情，態度，人間関係（接触）に特有の統合失調症らしい感じ．硬さ，奇妙さ，冷たさ，とっつきの悪さ，ちぐはぐさなどから見てとられるもの． 89

分裂病質 schizoid
統合失調症の性格に似た精神病質． 102

ヘッカー Hecker, Ewald（1843—1909） 25
師のカールバウムと共に疾患単位として破瓜病を設定(1871)，のちクレペリンが早発性痴呆の一型とした（1896）．

ベドラム Bedlam, Bethlehem
ロンドンの精神病院，Hospital of St. Mary of Bethlehem，はじめ僧院，1402年から精神病者を収容．ここの所長の薬剤師ジョン・ハスラム（1764—1844）が1798に進行麻痺の像をはじめて記載．患者をベドラミストと呼ぶほど精神病院の代名詞となった． 15

ベール Bayle, Antoine Laurent（1799—1858）
進行麻痺の研究（解剖，1822），ベール病という． 41

ペルセキュテ-ペルセキュトゥール
persécuté-persécuteur
被迫害者-迫害者，迫害妄想を持つ患者は迫害されると思うと同時に，迫害する相手にしかえしの迫害をする．

偏執病 paranoia
ひとえに固執する．偏見を持って，他の意見を受けつけない．パラノイア，一つの妄想を固執する，単一狂の一つ．統合失調症,心因性妄想形成（若い時から長い間に徐々に性格が形成されて行くと共に妄想的になってくる）． 110

変質者 degenerated, Degenerant
性格異常，精神病質のこと．昔，人間が次第に変性退化して性格異常，精神病，白痴というように世代を追って劣等になってゆくと考えた． 103

発 作 attack, fit, Anfall
突然短時間現われる発病，てんかん（発作病）． 64

ボクサー認知症 boxer dementia
ボクサーのようにノック・アウトでしじゅう軽い脳震盪を起こしていると，脳が傷ついて萎縮を来たして，認知症になることもあり，てんかんを起こすこともある．

ボンヘッファー Bonhoeffer, Karl（1864—1948）
急性外因性反応の諸型を定め（1910），脳が物質的に侵されると，原因のいかんに拘らず，少数の定まった形の症状を起こすとし，クレペリンの疾患単位説に逆らう考え方をした．統合失調症，躁うつ病も外因性反応の如き，未知のいくつかの脳-身体病の症状かもしれない． 56

マイヤー Adolf Meyer（1866—1950）
心身統一体の人間に人生行路，経歴の中で，生物的，心理的，社会的圧力が働いて，それによる心身の歪みが積もり積もって，まずいストレス反応が癖になって，精神病となると見る． 28

マクノートン法 McNaughton Rules
1843年にダニエル・マクノートンが首相ロバート・ピールの秘書エドワー

ド・ドラモンドを射殺したが，犯人は長らく迫害妄想を持っていて，ペルセキュテ-ペルセキュテゥールに従って首相を殺そうとして秘書を殺し，ピールを撃つ前につかまった．精神病者として罰されず，ベドラムに入れられた．このため問題が起こり，心神喪失者免罪の法律ができた（not guilty by reason of insanity）．

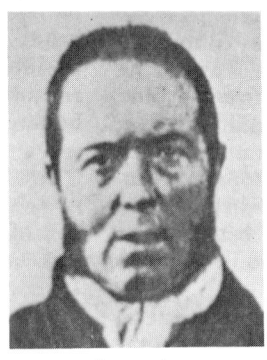

マクノートン

まだら痴呆 lacunar dementia
部分的認知症，知能全般でなく，記憶，言語，行為，認識，人格のどれかの変化をよけいおこすもの，動脈硬化性痴呆（多発梗塞性痴呆）のように小さな病巣が多くあって，脳全般がひどく侵されてはいない場合．

麻薬中毒 addiction, drug dependency, Abhängigkeit, Sucht
薬物依存，モルヒネ，コカインなどの嗜癖，麻薬とは麻酔薬のこと．依存というのは，それに頼って，なくてはいられないこと．　　63

マラリア療法 malaria therapy
進行麻痺の熱療法としてワーグナー・ヤウレッグが考案した人工マラリア罹患（1917）．ノーベル賞（1927）．　43

マリファーナ marijuana　63
米国流スペイン語マリーとジョン（jはドイツ語の ch の発音）．印度大麻からとったカンナビノール．LSD，リゼルグ酸ヂエチルアミド（麦のかび麦角から取る），メスカリン（サボテンから取る），と共に幻想剤 phantasticum．

慢性アルコール中毒（アルコール依存症） chronic alcoholism　62
器質性精神病で，性格変化，のち認知症，飲酒により振戦せん妄，幻覚症，コルサコフ精神病，嫉妬妄想などを起こす．

ミュンヒハウゼン症状群 Münchhausen syndrome
バロン・マンチョーセン，ほらふき男爵，空想虚言，仮病を使って開腹手術を受けて喜ぶものもある．

無意識 unconscious, Unbewusste
心の底に意識されない精神活動があって，神経症や統合失調症をそれによって説明しようとする深層心理学がある．意識喪失という外因性反応の型は同じ無意識でもこれとちがう．　33

無関心 indifference, Teilnahmslosigkeit
何かに心を向けることがない，感情が鈍くなると何事にも興味がなくなる．統合失調症の感情鈍麻のときにも無関心になる．　　85

夢幻状態 onirisme
眠って夢をみている状態が，正常の眠りでなく，病的な意識混濁のときにあるもの．oneiros 夢．　　160

無拘束運動 non-restraint movement
精神病者の拘束を解く運動，コノリー

(1839). 19

夢幻的錯乱 oneiro-delirium 160
意識混濁で，せん妄状態で夢が多いもの．

妄想 delusion, Wahn, idée délirante
個人的に発生した誤った考えをかたく信じて疑わないもの． 152

妄想型統合失調症 paranoid schizophrenia
妄想痴呆dementia paranoids，統合失調症で幻覚妄想状態が主なもの． 75

妄想知覚 delusional perception Wahnwahrnehmung
見られた物に誤った意味づけがされること．この前段階で何かただならぬ意味がありそうな気がするというのは妄想気分delusional mood, Wahnstimmungという．幻覚による誤った解釈は説明妄想 explanatory delusionという．誤った考えをただ思いつくだけなら妄想着想delusional intuition, Wahneinfallという． 152

モレル Morel, Bénédict Augustin (1809—1873)
変質説（人間が退化変質して精神病になる），早発性痴呆という概念を作る．今の破瓜病に大体当たる（1860）． 21

もうろう状態 befogged state, Dämmerzustand
意識障害の一つで，意識の舞台が極く狭くなるもの．もうろうといっても舞台が曇るのではない．ごく小範囲のことしか意識されない．自分が何者かという意識もない．そのため平生の人柄と全くちがった行動をする（犯罪）．突然この様になり，また突然覚醒してもとに戻る．健忘が残る．てんかん，ヒステリー，病的酩酊．二重人格も一種のもうろう状態である． 159

ヤスパース Jaspers, Karl (1883—1969)
精神医学的方法論（精神病理学総論1913），了解と説明の区別．静的了解と発生的了解（put oneself in a person's position, meaningful connexion between motive and reaction.）. 29

憂うつ depression, melancholia
抑うつ，心配，悲しみで，抑えつけられたように元気がなく，気がふさぐ．うつ状態では同時に活動減少がある．内因性うつ病，心因性うつ状態，器質性脳病にも症状としてある． 145

誘発 provocation
隠れた病気のもとがあるときに（因），それをそそのかして発現させる（縁）こと．内因性，器質性精神病についていう． 73

愉快 cheerfulness, elated mood, Heiterkeit
たのしくおもしろく誇らしい．躁病，急性アルコール中毒，内因性精神病．器質性精神病で客観的状況にそぐわない無批判の満足感のある，表面的な愉快さは上機嫌，多幸euphoriaという．躁病では心の底からの自然な愉快，爽快，破瓜病では表面的な愉快． 141

幼児の自閉症 infantile autism
幼い子供に起こる自閉，まなざしとか言葉による他人との接触もなく，ひとりで勝手に同じことを反覆している．神経症のように幼時に親から切り離されたためか，統合失調症か，脳の毀損で認識思考作用に欠陥があるのか． 126

幼稚症 puerilism

ガルゼル症状群のときの子供っぽい態度．　178
離　人　depersonalization
自己と外界についての実感の喪失．131，139
了　解　understand, Verstehen
他人の精神状態が気持で分ること．他人のいまの精神状態の模様と，いまの精神状態が以前の動機から起ったことが分ることとの二つの了解．正常な精神状態は了解され，病的なものは了解しにくいかされない．了解しにくいものは狂って見える．　29
力動的　dynamic
精神障害の症状が動機から了解しうる如く起ってくるときに，動機には精神症状を起こす力があると見る．神経症，ヒステリーは力動的に起こって来，統合失調症もそのように見る見方があり，精神分析，アドルフ・マイヤーの説，人間学も皆んな力動的な見方をする．問題は動機，心因が本当にこの患者に存在したのか，想像上つけ加えられたものか，ということである．
両価性　ambivalence
一つの対象を同時に愛憎．　90
離　脱．withdrawal, Entzug
禁断のこと．
老年痴呆（認知症）　senile dementia
年をとって脳が萎縮して起こる認知症．アルツハイマー型痴呆．脳の細かい動脈の硬化で梗塞がたくさん起こったための認知症は多発梗塞型痴呆．50
ワーグナー-ヤウレッグ　Wagner-Jauregg, Julius（1857—1940）
マラリア療法の発明者(1917)．1927年ノーベル賞．精神医学におけるノーベル賞はこの他，モニス Moniz の脳葉切断術 lobotomy だけである．　42

西丸四方

略歴
1936年　東大医学部卒業
1945年まで　東京都立松沢病院勤務
1949年まで　国立東京第一病院医長　および　東京女子医専講師
1969年まで　信州大学医学部教授
1977年まで　愛知医科大学教授
1978年　信州大学，愛知医科大学名誉教授

主訳著書
ヤスペルス，精神病理学総論（岩波書店）・クレッチマー，医学的心理学（みすず書房）・シュナイダー，一般医家のための精神医学（南山堂）・ユング，人間心理と教育（日本教文社）・精神医学入門（南山堂）・神経病学入門（南山堂）・島崎藤村の秘密（有信堂および筑摩書房日本文学大系）・異常性格の世界（創元社）・脳と心（創元社）・心の病気（創元社）・病める心の記録（中央公論社）・幻覚（医学書院）・東洋的精神療法（みすず書房，異常心理学講座）・ヤスパース，精神病理学原論（みすず書房）・臨床精神医学研究（みすず書房）・やさしい精神医学（南山堂）・ジャスミンおとこ（みすず書房）・臨床精神医学辞典（南山堂）・精神医学彷徨記（金剛出版）・シュナイダー，精神病理学序説（みすず書房）・クレペリン，精神医学臨床講義（医学書院）・狂気の価値（朝日新聞社出版局）・ノイマン単一精神病観（医学書院）・クレペリン，精神分裂病，躁鬱病と癲癇（みすず書房）・ランゲ-アイヒバウム，ヘルダリンの病誌：精神医学の古典を読む（みすず書房）・ハインロート，狂気の学理．ドイツ浪漫派の精神医学（中央洋書）・彷徨記，狂気を担って（批評社）．

西丸甫夫

略歴
1974年　岩手医科大学大学院卒業
1977年まで　愛知医科大学講師
1978年から北信総合病院医長
1997年から西丸医院院長

共著　精神医学入門
共訳　上記クレペリンの3冊

やさしい精神医学　　　　　　　　　©2008

定価（本体2,600円＋税）

1975年6月10日　1版1刷
2008年1月10日　5版1刷
2016年3月31日　3刷

著者　西丸四方（にしまるしほう）
　　　西丸甫夫（にしまるとしお）

発行者　株式会社　南山堂
　　　　代表者　鈴木　肇

〒113-0034　東京都文京区湯島4丁目1-11
TEL 編集(03)5689-7850・営業(03)5689-7855
振替口座　00110-5-6338

ISBN 978-4-525-38045-8　　Printed in Japan

本書を無断で複写複製することは，著作者および出版社の権利の侵害となります．

JCOPY　〈（社）出版者著作権管理機構　委託出版物〉
本書の無断複写は著作権法上での例外を除き禁じられています．複写する場合は，そのつど事前に，（社）出版者著作権管理機構（電話 03-3513-6969，FAX 03-3513-6979，e-mail: info@jcopy.or.jp）の許諾を得てください．

スキャン，デジタルデータ化などの複製行為を無断で行うことは，著作権法上での限られた例外（私的使用のための複製など）を除き禁じられています．業務目的での複製行為は使用範囲が内部的であっても違法となり，また私的使用のためであっても代行業者等の第三者に依頼して複製行為を行うことは違法となります．